高等职业教育医学卫生类专业系列教材

新形态活页式教材（供口腔、护理、临床医学等专业用）

口腔医学基础技能实训教程

主 编 肖 严
副主编 何 伟 廖健宏 孙国运

重庆大学出版社
国家一级出版社
全国百佳图书出版单位

内容提要

本书涵盖了高等职业教育口腔医学专业基础课程中的实际操作训练内容，包括口腔医学专业基础学科实验、验证方法的实验室和临床前训练。本书在实训项目的设置上突出实用性和可操作性，要求学生在课前认真预习，操作时一丝不苟地按实训教程规定进行，分析实训结果，实事求是，并结合理论课讲授内容独立思考，以培养分析问题和解决问题的能力。不同专业的师生可根据其培养要求和课时数，选做或合并部分实训内容。本书依托作者所在院校口腔医学专业教学资源库、在线课程、精品课程资源，对接平台中的动画、微课、图片、视频、电子教案、题库等资源，便于学生自主学习，拓宽学生视野，提高学习效率。

本书为新形态活页式教材，根据自身需要，可将方法和步骤、知识要点、思维导图、实训评分、习题等自由组合。本书可供高等职业学校口腔、护理、临床医学等相关专业师生使用，也可供临床医师和实习生学习参考。

图书在版编目（CIP）数据

口腔医学基础技能实训教程 / 肖严主编 .-- 重庆：重庆大学出版社，2022.5

高等职业教育医学卫生类专业系列教材

ISBN 978-7-5689-3238-7

Ⅰ . ①口… Ⅱ . ①肖… Ⅲ . ①口腔医学—高等职业教育—教材 Ⅳ . ① R78

中国版本图书馆 CIP 数据核字（2022）第 067416 号

口腔医学基础技能实训教程

KOUQIANG YIXUE JICHU JINENG SHIXUN JIAOCHENG

主　编　肖　严

副主编　何　伟　廖健宏　孙国运

策划编辑：袁文华

责任编辑：袁文华　　版式设计：袁文华

责任校对：刘志刚　　责任印制：赵　晟

*

重庆大学出版社出版发行

出版人：饶帮华

社址：重庆市沙坪坝区大学城西路 21 号

邮编：401331

电话：（023）88617190　88617185（中小学）

传真：（023）88617186　88617166

网址：http://www.cqup.com.cn

邮箱：fxk@cqup.com.cn（营销中心）

全国新华书店经销

重庆紫石东南印务有限公司印刷

*

开本：889 mm × 1194 mm　1/16　印张：10　字数：283 千

2022 年 5 月第 1 版　2022 年 5 月第 1 次印刷

印数：1-2 000

ISBN 978-7-5689-3238-7　定价：58.00 元

编委会

主　编　肖　严

副主编　何　伟　廖健宏　孙国运

编　委　（排名不分先后）

闫沁远（湖北职业技术学院）

吴作红（湖北职业技术学院）

何　灿（湖北职业技术学院）

张甜雅（湖北职业技术学院）

白雅丽（湖北职业技术学院）

肖　严（湖北职业技术学院）

朱　星（湖北职业技术学院）

李周胜（湖北职业技术学院）

谢宏新（湖北职业技术学院）

权菲菲（孝感口腔医院）

何　伟（湖北职业技术学院）

廖健宏（湖北职业技术学院）

孙国运（湖北职业技术学院）

周建平（湖北职业技术学院）

前　言

QIANYAN

《口腔医学基础技能实训教程》是在实验室内，供口腔、护理、临床医学等专业教师教学和学生学习的新形态活页教材。本书是编者在总结多年高等职业学校口腔医学基础课程实训教学改革经验的基础上，结合当前口腔医学执业助理考试大纲，按照教育部高等职业教育口腔医学专业的人才培养要求编写而成。

本书涵盖了高等职业教育口腔医学专业基础课程中的实际操作训练内容，包括口腔医学专业基础学科实验、验证方法的实验室和临床前训练。本书在实训项目的设置上突出实用性和可操作性，要求学生在课前认真预习，操作时一丝不苟地按实训教程规定进行，分析实训结果，实事求是，并结合理论课讲授内容独立思考，以培养分析问题和解决问题的能力。不同专业的师生可根据其培养要求和课时数，选做或合并部分实训内容。

本书依托作者所在院校口腔医学专业教学资源库、在线课程、精品课程资源，对接平台中的动画、微课、图片、视频、电子教案、题库等资源，便于学生自主学习，拓宽学生视野，提高学习效率。

本书在编写过程中，参考了大量的文献资料，在此向原作者表示感谢；同时，本书的编写还得到重庆大学出版社的大力支持，在此一并感谢。

由于编者的水平有限，书中难免存在疏漏和错误之处，敬请读者批评指正。

编　者

2022 年 2 月

目录

MULU

模块一　牙体解剖生理学

模块二　口腔颌面颈部应用解剖

模块三　口腔组织病理学

模块四 口腔材料学

模块五 口腔预防医学

模块六 口腔常用器材和设备

模块一

牙体解剖生理学

序号	主要内容
1	任务 1.1　牙体观察与外形测量
2	任务 1.2　上颌中切牙的雕刻
3	任务 1.3　下颌第一磨牙的雕刻
4	任务 1.4　𬌗面滴蜡塑型
5	任务 1.5　髓腔形态观察与绘制
6	任务 1.6　𬌗型观察

任务 1.1　牙体观察与外形测量

实训目标

1. 熟练掌握各类离体牙的解剖特点，能正确认识和区分各类离体牙的立体形态大小和对比关系，加深对恒牙牙体外形特点的理解。

2. 通过测量，掌握牙体的测量方法，熟悉游标卡尺的使用方法。

▼ 实训用品

全口离体牙 1 副，游标卡尺，直尺，铅笔，模型牙等。

▼ 方法和步骤

1. 观察　对照离体牙，复习牙的解剖形态特点，熟记牙体的共同特征和各类牙的主要解剖标志。

2. 测量　熟悉游标卡尺的使用，正确测量，练习测量数值的读取（以 mm 为单位）。

（1）牙体全长：从切端或牙尖顶至牙根尖的距离。

（2）牙冠长：从切端或最高的牙尖顶至颈缘根方最低点之间的距离（图 1-1-1）。

（3）牙根长：从颈缘的根方最低点至根尖的距离（图 1-1-2）。

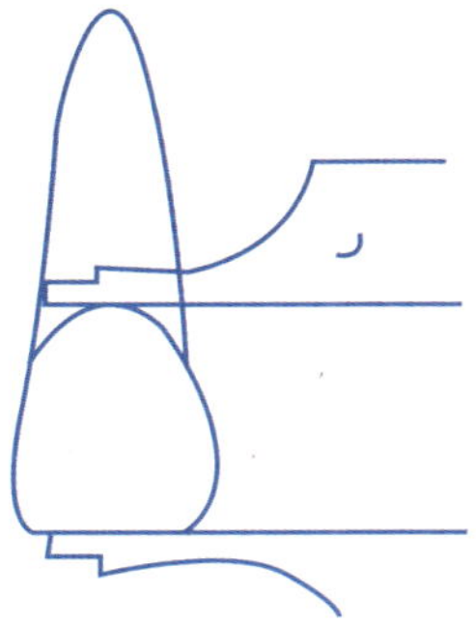

图 1-1-1　牙冠长

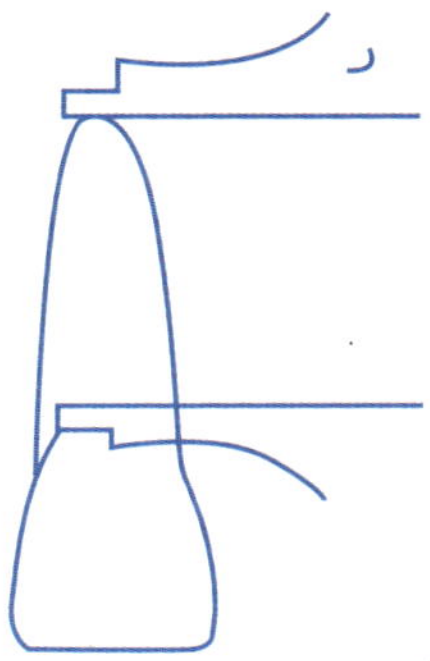

图 1-1-2　牙根长

（4）牙冠宽：牙冠近中远中面最突点（接触点）之间的距离（图 1-1-3）。

（5）牙颈宽：唇面颈缘处与近远中缘相交点之间的距离（图 1-1-4）。

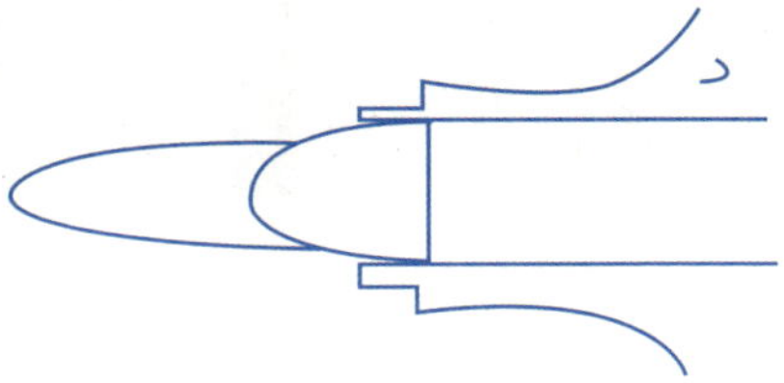

图 1-1-3　牙冠宽

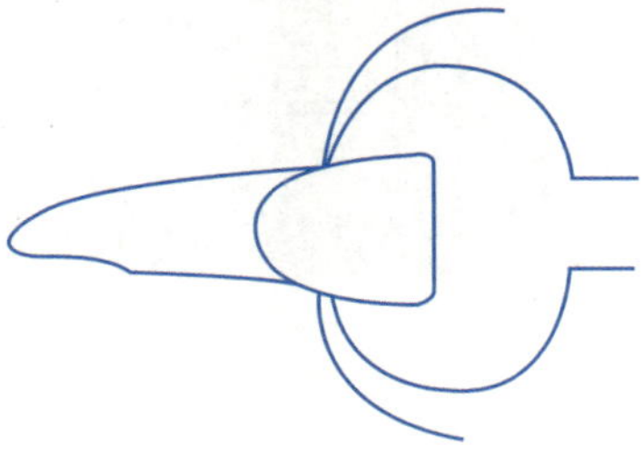

图 1-1-4　牙颈宽

（6）牙冠厚：牙冠唇面与舌面最突点之间的距离（图 1-1-5）。

（7）牙颈厚：牙颈唇面与舌面颈缘上最低点的距离（图 1-1-6）。

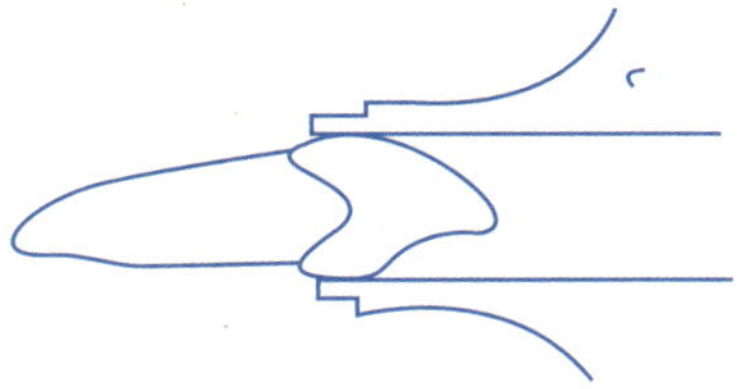

图 1-1-5　牙冠厚

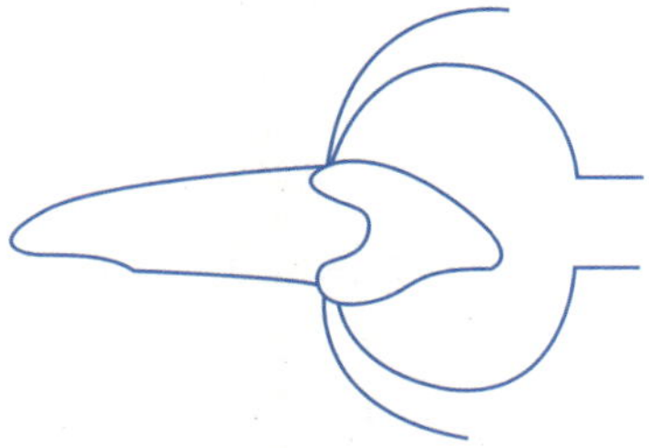

图 1-1-6　牙颈厚

（8）近远中面颈曲度：从近中面或远中面颈缘在唇侧和舌侧缘交点的连线与颈缘最突点之间的垂直距离（图 1-1-7）。

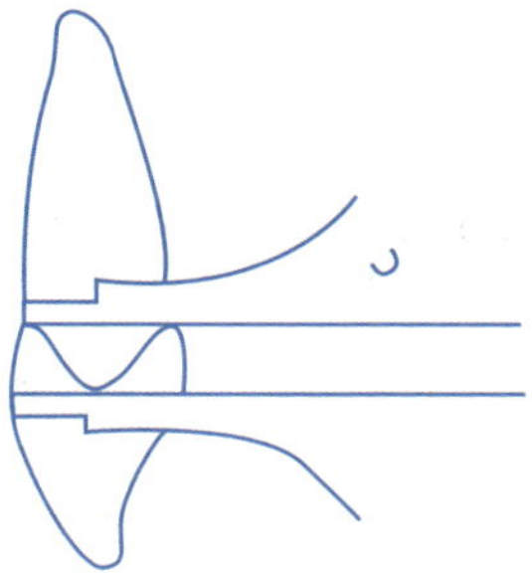

图 1-1-7　近远中面颈曲度

将测量结果填入实验结果记录表中。

3. 画图　根据测量数值，对照离体牙，分别绘出上颌中切牙、下颌第一磨牙各面的外形。

▼ 知识要点

恒牙测量统计表

牙　位		冠长 /mm	冠宽 /mm	冠厚 /mm	根长 /mm	全长 /mm
上颌	中切牙	11.5	8.6	7.1	11.3	22.8
	侧切牙	10.1	7.0	6.4	11.5	21.5
	尖牙	11.0	7.9	8.2	14.2	25.2

续表

恒牙测量统计表						
牙位		冠长 /mm	冠宽 /mm	冠厚 /mm	根长 /mm	全长 /mm
上颌	第一前磨牙	8.5	7.2	9.5	12.1	20.5
	第二前磨牙	7.8	6.7	9.3	12.7	20.5
	第一磨牙	7.3	10.1	11.3	12.4	19.7
	第二磨牙	7.4	9.6	11.4	11.9	19.3
下颌	中切牙	9.0	5.4	5.7	10.7	19.9
	侧切牙	9.5	6.1	6.2	11.5	21.0
	尖牙	11.1	7.0	7.9	13.5	24.6
	第一前磨牙	8.7	7.1	7.9	12.3	20.9
	第二前磨牙	7.9	7.1	8.3	12.6	20.5
	第一磨牙	7.6	11.2	10.5	12.9	20.5
	第二磨牙	7.6	10.7	10.4	12.3	19.1

▼ 实训评分

评分内容			分值	得分	合计
操作结果（100 分）	测量结果	切牙组测量结果	5 分		
		尖牙组测量结果	5 分		
		前磨牙组测量结果	5 分		
		磨牙组测量结果	5 分		
	上颌中切牙画图结果	唇面形态	15 分		
		舌面形态	15 分		
		邻面形态	10 分		
	下颌第一磨牙画图结果	颊面形态	10 分		
		邻面形态	10 分		
		船面形态	20 分		

▼ 作业

1. 上颌中切牙和尖牙的鉴别要点有哪些？如何区分上下颌的前牙？
2. 如何区分上下颌和左右侧的前磨牙？
3. 第一磨牙和第二磨牙的鉴别要点有哪些？
4. 上下颌第一磨牙为 3 根时，其牙根的分布、形态有何区别？

（吴作红）

任务 1.2 上颌中切牙的雕刻

实训目标

1. 掌握上颌中切牙的解剖形态及生理功能的特点。
2. 熟悉雕刻的方法和步骤，训练操作技术和工具的正确使用。

▼ 实训用品

放大 3 倍的蜡块（石膏），上颌中切牙雕刻标本 1 套，雕刻刀，直尺，红蓝铅笔，垫板（玻璃板或硬纸板）等。

▼ 方法和步骤

1. 握刀的基本方法练习。

（1）示指按于刀背，其余四指平握刀柄，手掌的小部分压住刀柄的远侧部。此法多在切蜡时用。

（2）掌拇指握式：将刀柄全部握在第二、三、四、五指内，刀的根部位于食指的第二、三指间关节处。用刀时刀口向着雕刻者，对准蜡块，同时用左手握住蜡块，以握刀手的拇指顶住蜡块作支点（图 1-2-1）。此法多用于修切牙冠各面。

（3）握笔式：最常用的一种方法，和握钢笔的方法相似。用拇指、示指、中指握刀，无名指和小指作支点（图 1-2-2）。此法用于比较细微的雕刻，也可用中指作为主要的支点。

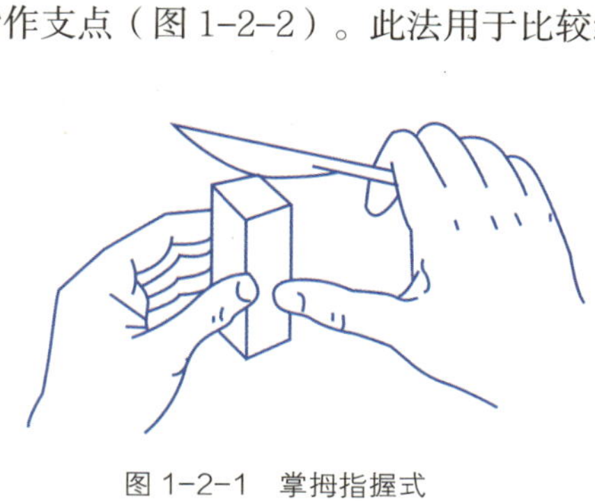

图 1-2-1　掌拇指握式

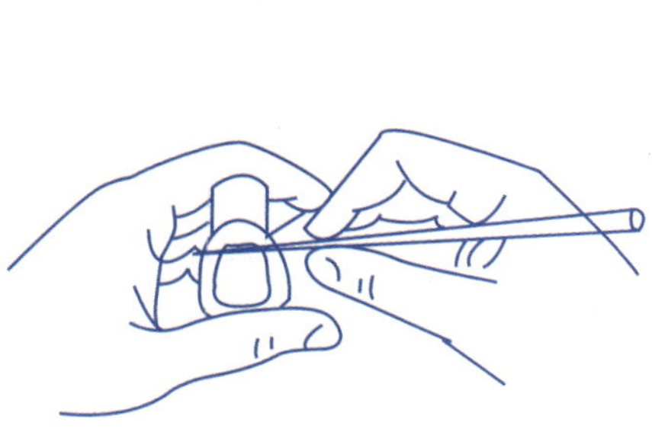

图 1-2-2　握笔式

2. 蜡块（石膏）雕刻。

（1）复习上颌中切牙各部位的数值，见表 1-2-1。

表 1-2-1　上颌中切牙各部位的数值

上颌中切牙	平均值 /mm	放大 3 倍值 /mm
冠长	10.5	31.5
根长	13.0	39.0
冠宽	8.5	25.5
颈宽	7.0	21.0
冠厚	7.0	21.0
颈厚	6.0	18.0
近中颈曲度	3.5	10.5
远中颈曲度	2.5	7.5

（2）画出唇面外形线：取蜡块（石膏），选光滑面，按放大 3 倍的数据，画出管根分界线、冠宽垂直平分线，参考唇面观图形画出唇面外形线（图 1-2-3）。

（3）初步形成唇面：从垂直方向逐步切除近中面和远中面的多余蜡块（石膏），留下的蜡形（石膏）可比唇面稍大 1 mm，以便修改（图 1-2-4）。

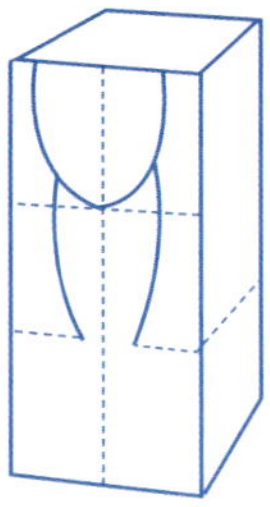

图 1-2-3　画出唇面外形线

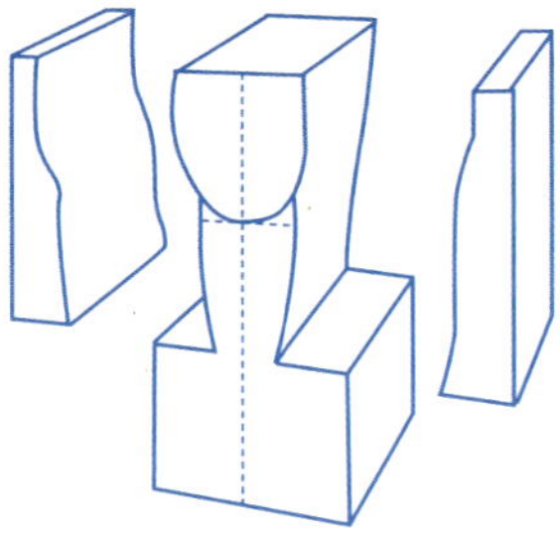

图 1-2-4　初步形成唇面

（4）画出近中面外形线：在近中面标出冠厚、颈厚和颈曲线高度，画出近中面外形线（图 1-2-5）。

（5）初步形成近中面：按邻面所绘图形，从垂直方向去除唇、舌面多余的蜡块（石膏）（图 1-2-6）。

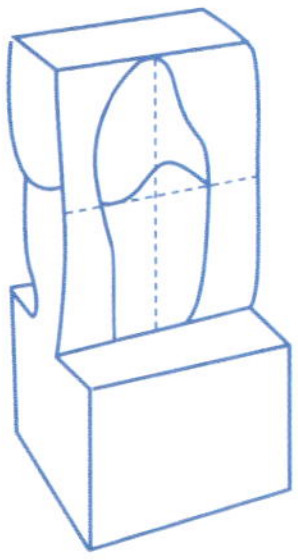

图 1-2-5　画出近中面外形线

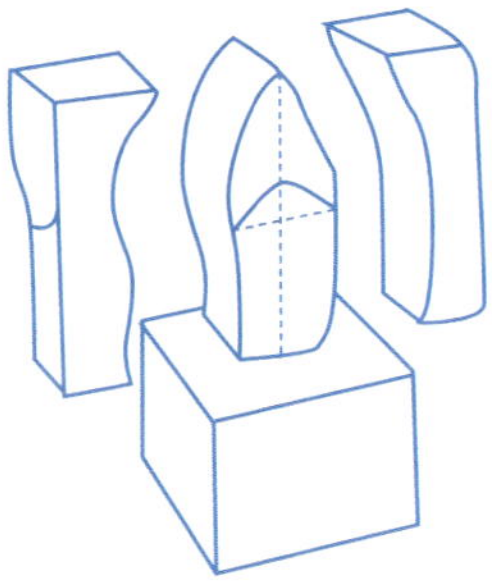

图 1-2-6　初步形成近中面

（6）完成轮廓外形：在此基础上完成舌面和远中面的雕刻，削去各面多余的蜡块（石膏），初步形成中切牙的轮廓外形。

（7）完成牙冠各轴面外形：将各轴面角刮圆钝，并完成各轴面的合适外形高度及接触点（图 1-2-7）。

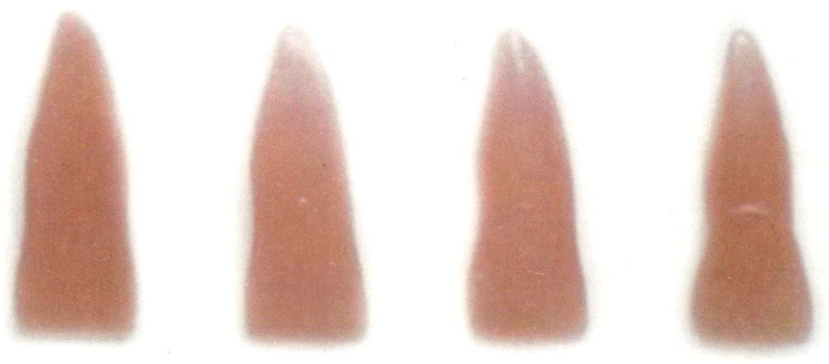

图 1-2-7　完成牙冠各轴面外形

（8）完成切缘、切嵴和切角：切缘平直，远中略倾向舌侧，切嵴不宜太薄，近中切角近似直角，远中切角稍圆钝（图 1-2-8）。

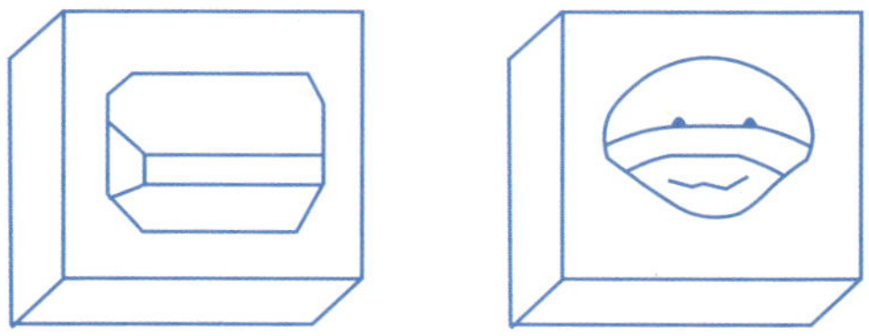

图 1-2-8　完成切缘、切嵴和切角

（9）绘出颈缘曲线：完成颈部雕刻，使牙冠在颈缘处较牙根在此处稍圆而突出。

（10）雕刻牙冠唇面形态：距近远中边缘约 1/4 冠宽处，分别沿与近远中边缘平行的方向刮出两条发育沟，注意不宜雕太深（图 1-2-9）。

（11）完成牙冠舌面形态：画出舌窝的位置和形态，先将舌面雕刻成凹面，然后用雕刻刀雕出舌窝（图 1-2-10）。

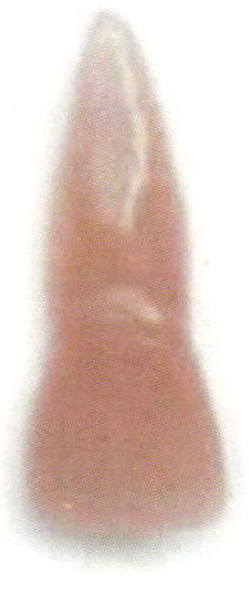

图 1-2-9　雕刻牙冠唇面形态

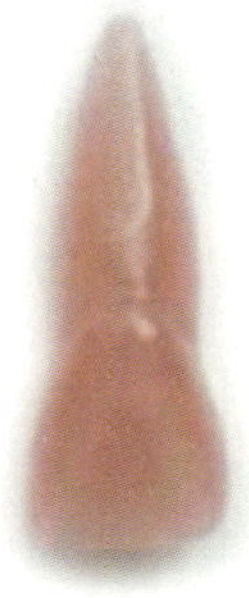

图 1-2-10　完成牙冠舌面形态

（12）完成牙根外形：由颈缘向根尖方向刮去，注意颈部不宜刮得太多，牙根在颈 1/3 处最大。

（13）修整完成：仔细检查各部分尺寸，精修完成。

▼ 知识要点

切牙组解剖特点				
类　别	上颌中切牙	上颌侧切牙	下颌中切牙	下颌侧切牙
体积	切牙中体积最大	较上中稍小	恒牙体积最小	较下中切稍大
唇面	光滑平淡	窄小圆突	近、远中缘对称	切缘略向远中倾斜
舌窝	宽大	窄深	不明显	不明显
切角	近中：似直角 远中：似锐角	近中：似锐角 远中：呈圆弧形	近、远中切角对称	远中较近中切角圆钝
接触区	近中：切 1/3 近切角 远中：切 1/3 距切角稍远	切 1/3	切 1/3 靠近切角	近中：切 1/3 近切角 远中：切 1/3 单切角稍远
牙根	粗壮较直的单根 根尖较直或略偏远中	单根 较上中切牙细且稍长	窄而扁的单根，较直 远中面长形凹较近中面深	扁圆形单根，稍长 根尖略偏远中

▼ 实训评分

评分内容		分值	得分	合计
操作结果（100 分）	唇面形态	15 分		
	舌面形态	15 分		
	邻面形态	10 分		
	切缘形态	10 分		
	颈缘线形态	5 分		
	整体协调	5 分		
	尺寸准确	10 分		
	表面光滑	5 分		
	器械运用	15 分		
	完成时间	10 分		

▼ 作业

1. 冠长与根长在作图时如何确定？
2. 上颌中切牙的各数值是指哪两点之间的距离？如何作图？
3. 上颌中切牙雕刻过程应注意哪些问题？

（吴作红）

任务 1.3　下颌第一磨牙的雕刻

实训目标

1. 掌握下颌第一磨牙的解剖形态及生理功能的特点。
2. 熟悉雕刻的方法和步骤，训练操作技术和工具的正确使用。

实训用品

放大 3 倍的蜡块（石膏），下颌第一磨牙雕刻标本 1 套，雕刻刀，直尺，红蓝铅笔，垫板（玻璃板或硬纸板）等。

方法和步骤

1. 复习下颌第一磨牙各部位的数值（表 1–3–1）。

表 1–3–1　下颌第一磨牙各部位的数值

下颌第一磨牙	平均值 /mm	放大 3 倍值 /mm
冠长	7.5	22.5
根长	14.0	42.0
冠宽	11.0	33.0
颈宽	9.0	27.0
冠厚	10.5	31.5
颈厚	9.0	27.0

2. 画出颊面外形线　取蜡块（石膏）一面为颊面，按放大 3 倍的数值标出下颌第一磨牙冠长、根长、牙冠及牙颈的近远中径，画出下颌第一磨牙颊面外形线（图 1–3–1）。

3. 初步形成颊面　从垂直方向逐步切除近中面和远中面的多余蜡块（石膏），初步形成颊面的轮廓（图 1–3–2）。

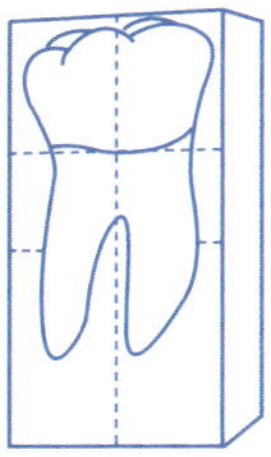

图 1-3-1　画出颊面外形线

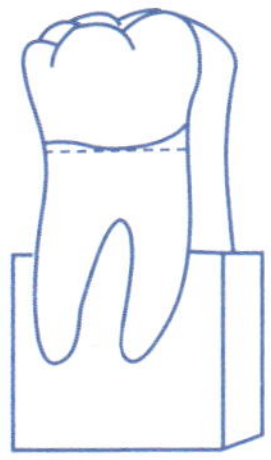

图 1-3-2　初步形成颊面

4. 画出近中面外形线　在近中面标出冠长、根长和颈曲线高度，最后画出近中面牙体外形线（图 1-3-3）。

5. 初步形成近中面　按所绘外形线，从垂直方向去除颊、舌面多余蜡块（石膏），初步形成近中面轮廓（图 1-3-4）。

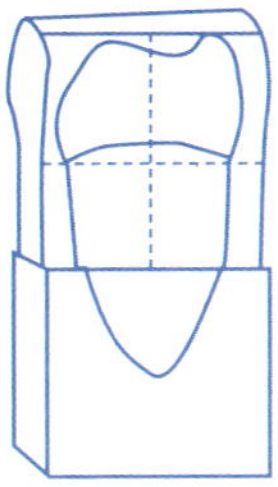

图 1-3-3　画出近中面外形线

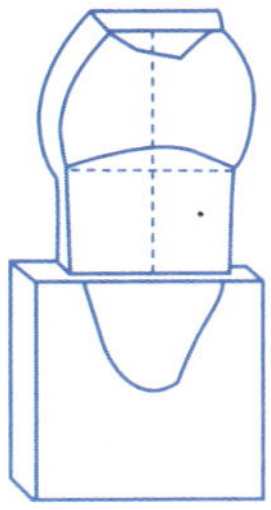

图 1-3-4　初步形成近中面

6. 完成轴面雏形　在此基础上完成各轴面的雕刻，使舌面略小于颊面，远中面较近中面略小且突。初步形成斜方形的牙冠外形。将各轴面角刮圆钝，并完成各轴面的合适外形高度及接触点（图 1-3-5）。

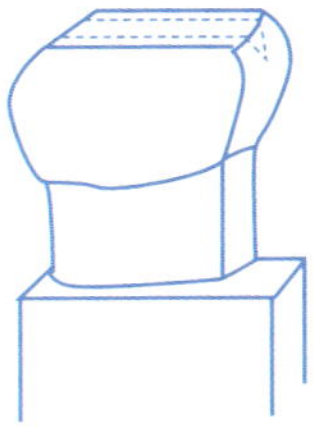

图 1-3-5　完成轴面雏形

7. 形成颈缘曲线　用铅笔在各轴面绘出颈缘曲线，完成颈部雕刻，使牙冠在颈缘处略突于根部。

8. 雕刻面形态　𬌗面外观呈颊侧 3 个牙尖、舌侧 2 个牙尖的长方形结构。

（1）确定牙尖和发育沟位置：用铅笔标记 5 个牙尖顶的位置，画出发育沟走行方向及三角嵴的标志线（图 1-3-6）。

（2）雕刻牙尖：由于牙尖的顶端由四嵴会合而成，嵴又是两斜面相交而成，所以只要把斜面雕出来，嵴就自然形成了。因此，先进行斜面的雕刻。应结合外形，逐个牙尖依次雕刻。先看准斜面的方向，依次刻完每个牙尖的斜面。

（3）雕刻发育沟：根据雕刻牙尖时初步形成的沟的位置，修整完成面五条主要的发育沟。注意沟的深度，勿太深太浅。

（4）完成𬌗面雕刻：参照标本模型，用雕刻刀仔细修改𬌗面的尖、窝、沟、嵴形状，使相交的棱角圆钝及𬌗面各部位光滑（图 1-3-7）。

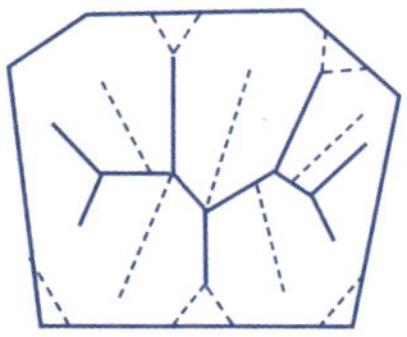
图 1-3-6　确定牙尖和发育沟位置

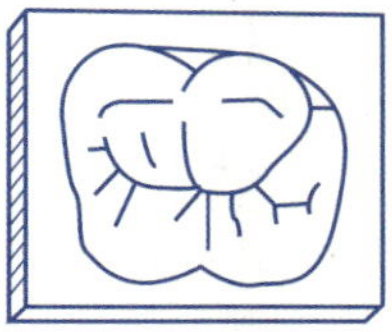
图 1-3-7　完成𬌗面雕刻

9. 修整完成　对照表格仔细检查各部分尺寸，精修完成（图 1-3-8）。

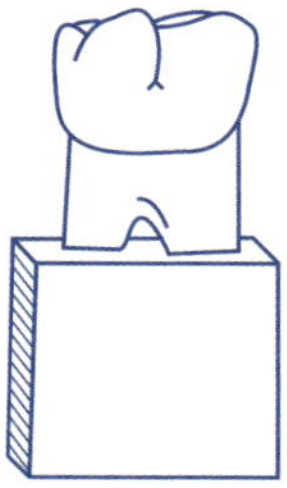
图 1-3-8　精修完成

▼ 知识要点

上下颌第一磨牙解剖特点

类　别	上颌第一磨牙	下颌第一磨牙
颊面	近中颊尖略宽于远中颊尖， 远颊根尖弯向近中	有远中颊沟和颊沟， 颊面可见近、远中颊尖和半个远中尖
舌面	略小，近、远中舌尖，远中舌沟， 外形高点在中 1/3	略小，近、远中舌尖， 舌沟外形高点在中 1/3
𬌗面	呈颊舌径大于近远中径的斜方形 斜嵴明显，可能有第五牙尖， 颊尖高锐，舌尖低圆， 3 条发育沟	呈近远中径大于颊舌径的长方形 有 5 个牙尖， 颊尖低圆，舌尖高锐， 5 条发育沟
牙根	颊舌向分为 3 根	近远中向分为 2 根

▼ 实训评分

评分内容		分值	得分	合计
操作结果（100分）	颊面形态	10分		
	舌面形态	10分		
	𬌗面形态	20分		
	邻面形态	10分		
	颈缘线形态	5分		
	整体协调	5分		
	尺寸准确	10分		
	表面光滑	5分		
	器械运用	15分		
	完成时间	10分		

▼ 作业

1. 上下颌第一磨牙各自的解剖特点是什么？
2. 下颌第一磨牙𬌗面雕刻的特点是什么？
3. 如何确定每个牙尖的大小和位置？

（吴作红）

重点笔记

任务 1.4　殆面滴蜡塑型

实训目标

1. 掌握前磨牙殆面牙尖的形态特点及生理功能的特点。
2. 熟悉形态与功能的关系，训练操作技术和工具的正确使用。

▼ 实训用品

上颌第一前磨牙石膏牙模型，红蜡片，蓝色蜡条，红蓝铅笔，酒精灯，雕刻器等。

▼ 方法和步骤

1. 沿面滴蜡塑型的基本方法练习。

（1）线状堆蜡练习：将雕刻器在火上烤热，立即置于蜡上，粘带适量的蜡液，作三角形、方形、圆形、曲线等多种图形的线状堆蜡方法练习。

（2）直立堆的练习：将雕刻器在火上烤 1 min 左右，立即置于蜡上并粘带适量的蜡液，然后将雕刻器竖直使蜡缓缓往尖端流，当液态蜡在尖端呈水滴状时，立即置于玻板上，同时轻轻作小圆圈运动，待蜡凝固前移开雕刻器，蜡堆形成，形似圆锥体。

在练习时要注意支点的应用，应适时掌握移开雕刻器的时机。太快，蜡堆高度不够；太慢，蜡堆尖顶残缺似火山口。

2. 上颌第一前磨牙殆面滴蜡塑型。

（1）确定牙尖顶、边缘嵴和三角嵴的位置：在上颌第一前磨牙的石膏牙模型上，均匀削去殆面 2 mm 厚度，参考同名牙标本的殆面解剖特点，用红铅笔画出牙尖顶、边缘嵴和三角嵴的位置（图 1-4-1）。

（2）形成牙尖：在所定牙尖位置处，用蓝色蜡条直立堆高牙尖，其形态似圆锥体形。一般先堆颊尖后堆舌尖，修去多余部分，形成锥状牙尖（图 1-4-2）。

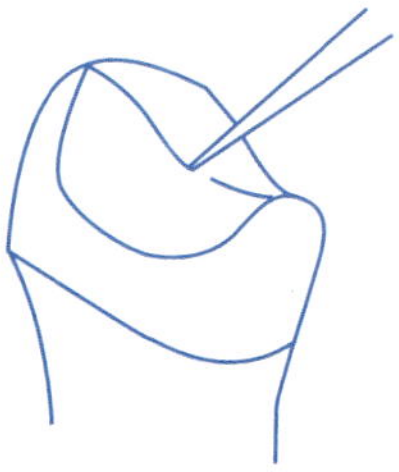

图 1-4-1　确定牙尖顶、边缘嵴和三角嵴的位置

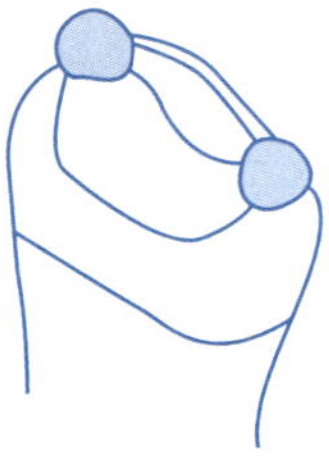

图 1-4-2　形成牙尖

（3）堆筑边缘嵴：在所定边缘嵴位置上，由颊尖近中边缘开始堆加蜡，然后依次堆加近中、舌侧、远中、远中颊侧边缘，参照同名牙形态修整边缘嵴（图 1-4-3）。

（4）加出三角嵴：仔细观察同名牙颊尖三角嵴和舌尖三角嵴的高度、方向、解剖外形后，沿所定三角嵴位置加蜡形成三角嵴，雕刻成形（图 1-4-4）。

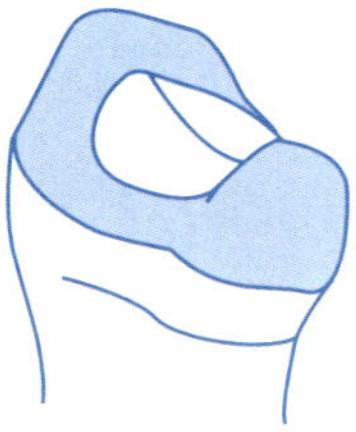

图 1-4-3　堆筑边缘嵴

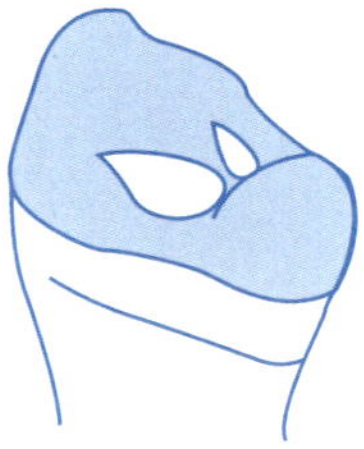

图 1-4-4　加出三角嵴

（5）形成窝与沟：用烧热的雕刻器蘸微量红色蜡液，让其缓慢流到窝、沟正确位置上。在中央部分形成下凹状窝，即中央窝。参照同名牙窝、沟的走行方向，修整完成中央沟、近中沟、远中沟、近中窝和远中窝（图 1-4-5）。

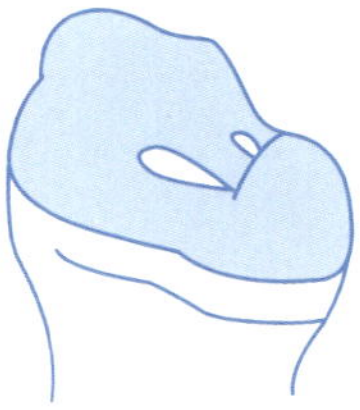

图 1-4-5　形成窝与沟

（6）修整完成。用蓝色蜡堆加颊面、舌面、近中面、远中面，参考同名牙的形态特点，完成各面的外形雕刻。反复检查修整。

3. 下颌第一前磨牙堆塑方法　同上，但应注意各组牙的形态特点。

知识要点

上下颌第一前磨牙解剖特点

类　别	上颌第一前磨牙	下颌第一前磨牙
体积	前磨牙中最大者	前磨牙中最小者
颊、舌面大小	颊面＞舌面	颊面：舌面＝2：1
颊、舌尖	颊尖长而尖锐，偏向远中	颊尖长大，舌尖短小
𬌗面	近中沟越过近中边缘嵴到达近中邻面	有横嵴
牙根	80％为颊舌2根，颊根＞舌根	扁圆细长单根，有分叉迹象

实训评分

评分内容		分值	得分	合计
操作结果（100分）	颊面形态	10分		
	舌面形态	10分		
	𬌗面形态	40分		
	邻面形态	10分		
	整体协调	10分		
	表面光滑	5分		
	器械运用	10分		
	完成时间	5分		

作业

1. 上颌第一前磨牙的解剖特点有哪些？
2. 下颌第一前磨牙的解剖特点有哪些？
3. 上下颌前磨牙的区别有哪些？

（吴作红）

重点笔记

任务 1.5　髓腔形态观察与绘制

实训目标

1. 掌握髓腔的形态特征，牙体外形与髓室和根管的关系。
2. 了解髓腔的几种观察方法。

▼ 实训用品

全套恒牙髓腔剖面标本，恒牙髓腔透明标本，髓腔铸型标本，离体牙标本，铅笔等。

▼ 方法和步骤

1. 讲解观察髓腔的方法。

（1）髓腔剖面观察法：根据需要，用金刚砂片将离体牙从近远中面剖开观察髓腔正面形态，或从颊舌面剖开观察侧面形态，或从平牙根颈部、牙根中部横切观察髓腔的大小、位置与牙外形的关系，仅能观察平面形态。

（2）髓腔铸型观察法：去除牙髓后用甲基丙烯酸树脂等合成树脂注入髓腔，树脂固化后将牙浸入 40% 氢氧化钠溶液中，使牙体硬组织溶解，余留下来的即是髓腔的铸型。如果为活体通过血管灌注，可观察髓腔的毛细血管网铸型。可观察髓腔全貌，但是破坏了牙体外形，不能与牙体外形结合观察。

（3）透明标本观察法：向髓腔内注入墨汁或合成树脂，5% 硝酸脱钙，冲洗后乙醇脱水，浸入二甲苯溶液中透明，最后放入松节油中保存、观察，可观察到髓腔立体形态。

2. 观察恒牙髓腔的剖面标本、透明标本，讲解各组牙的髓腔解剖形态特点。

（1）上颌前牙髓腔形态特点：根管较粗大，一般为单根管，髓室与根管之间没有明显的界线。其近远中剖面观可见整个髓腔约呈三角形，唇舌剖面则见髓腔呈梭形。根管在牙颈部的横断面为圆三角形。根管向切端的延伸线位于切缘的唇侧。上颌尖牙在近远中髓角之间有一个更为突出的髓角。尖牙的牙根较长较粗，其根管也较长较粗。见图 1-5-1、图 1-5-2。

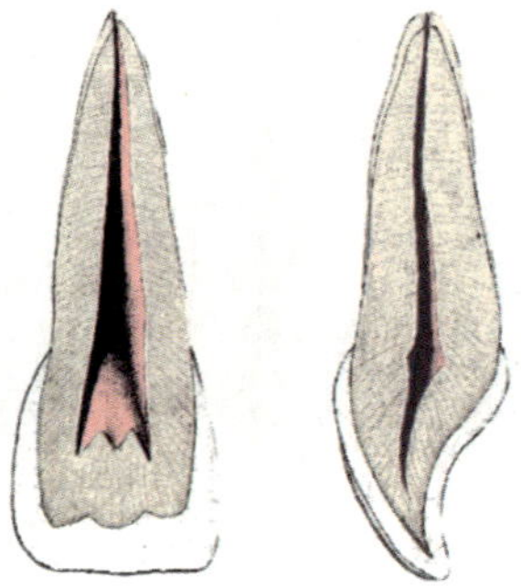

图 1-5-1　上颌中切牙髓腔

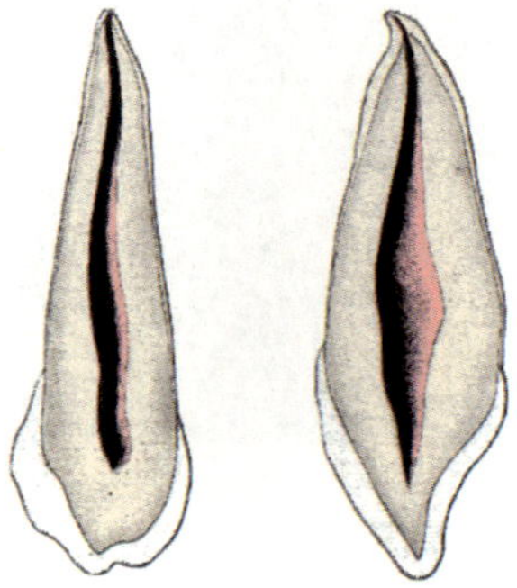

图 1-5-2　上颌尖牙髓腔

（2）下颌前牙髓腔形态特点：与上前牙相似，但牙体较小，髓腔细小得多。唇舌径大于近远中径。根管多为窄而扁的单根管。见图 1-5-3 至图 1-5-5。

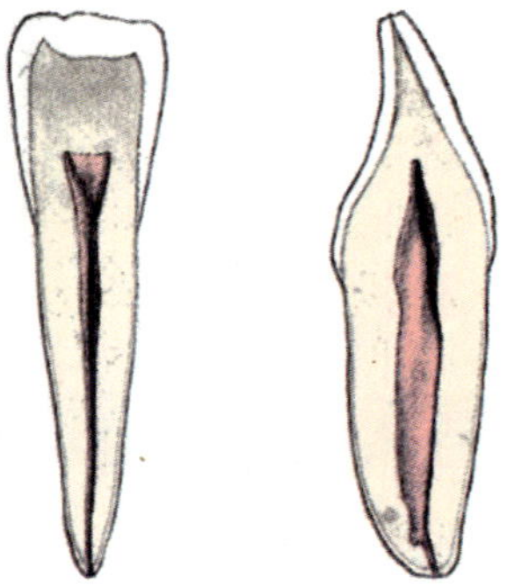

图 1-5-3　下颌中切牙髓腔

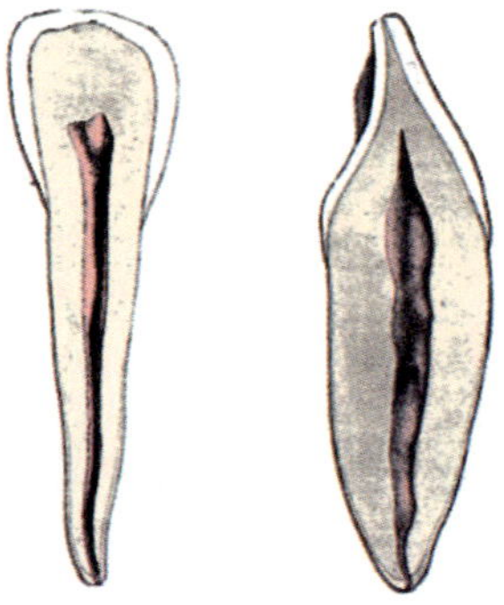

图 1-5-4　下颌侧切牙髓腔

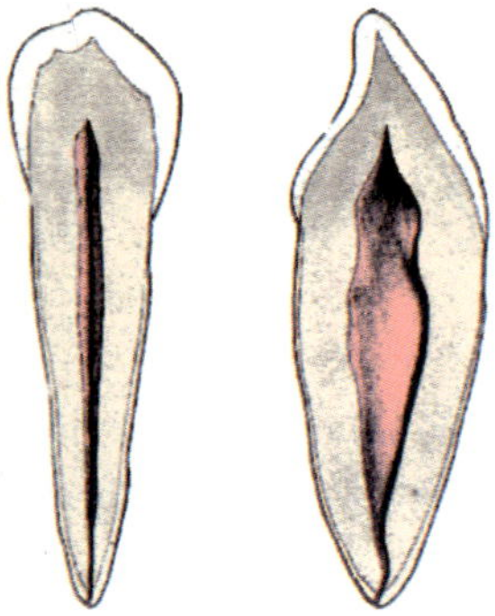

图 1-5-5　下颌尖牙髓腔

（3）上颌前磨牙髓腔形态特点：髓室似立方形，颊舌径大于近远中径，髓室位于牙冠部及根颈内。颊舌剖面观有颊舌髓角分别突入颊尖和舌尖中，颊侧髓角较高，舌侧髓角较低。根分歧的部位比较接近根尖 1/3 部，一般从窝洞口很难见到或探及髓室底。颈部横切面观，髓腔呈细长的椭圆形或长圆形。上颌第一前磨牙多为 2 个根管，上颌第二前磨牙可为 1 个根管，也可为 2 个根管。见图 1-5-6、图 1-5-7。

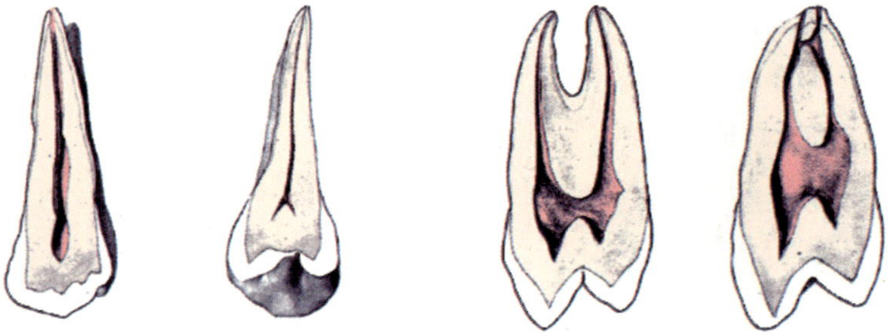

图 1-5-6　上颌第一前磨牙髓腔

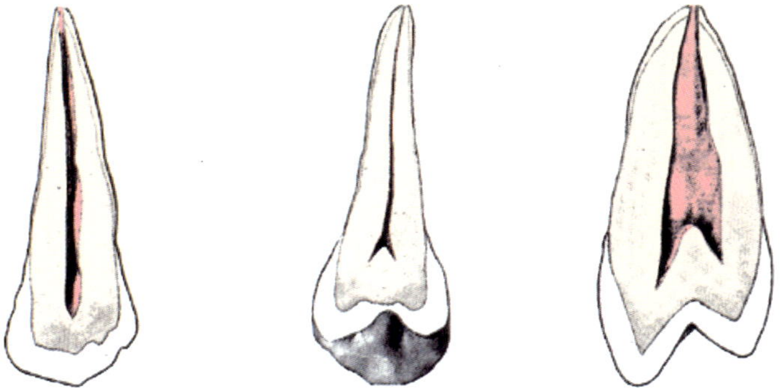

图 1-5-7　上颌第二前磨牙髓腔

（4）下颌前磨牙髓腔形态特点：髓室顶上颊舌 2 个髓角。颊舌剖面观，髓腔和根管的颊舌径较大，颊舌髓角突入颊舌牙尖内，颊侧髓角较舌侧髓角高。大多为 1 个粗大较直的根管，有时可为 2 个根管。牙颈部横切面观，根管多为圆形或卵圆形。见图 1-5-8、图 1-5-9。

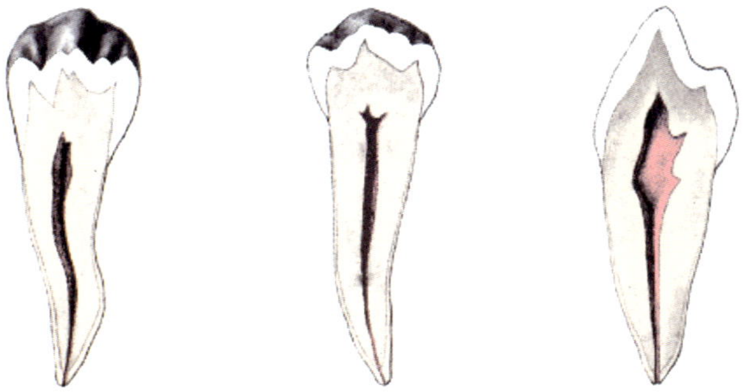

图 1-5-8　下颌第一前磨牙髓腔

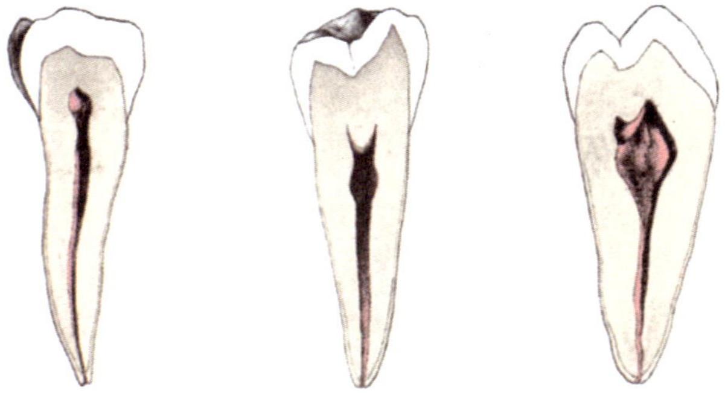

图 1-5-9　下颌第二前磨牙髓腔

（5）上颌磨牙髓腔形态特点：颊舌面观，髓室形态与牙体外形相似，颊舌径很宽，有髓角突入相应牙尖内，其中近中颊髓角最高。髓室顶凹向下，髓室底呈圆形，易发现。颊侧根有近中和远中 2 个根管，根管口距离较近。腭侧根有 1 个粗大的根管。牙颈部横切面可见 3 个根管口排列较规则，为近远中径短、颊舌径长的三角形。三角形的顶端为腭侧根管口，底边为 2 个颊根管口连线。上颌第二磨牙可能出现 2 个颊根融合为 1 个较粗大的颊根，根管也合为 1 个根管。上颌第三磨牙的变异更多，大部分融合为 1 个根管。见图 1-5-10。

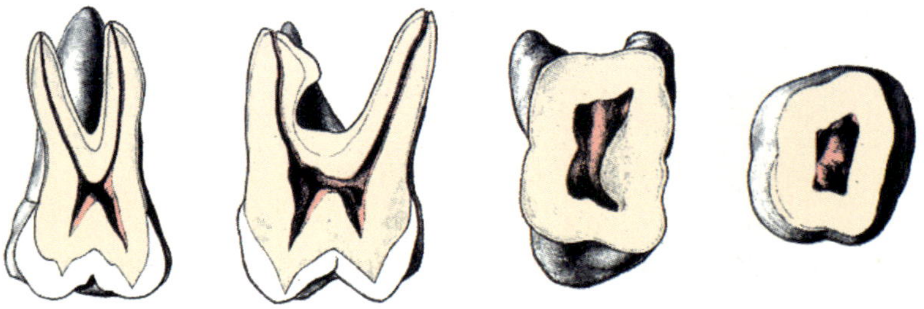

图 1-5-10　上颌第一磨牙髓腔

（6）下颌磨牙髓腔形态特点：下颌磨牙髓腔的近远中径明显大于颊舌径。近中髓角高于远中髓角，舌侧髓角高于颊侧髓角。髓室顶距髓室底较近。一般有 3 个根管，近中根有颊、舌 2 个根管，远中根多为 1 个粗大根管。下颌第一磨牙有时有 4 个根管，即近中根和远中根各有 2 个根管。下颌第二磨牙近远中根管有时在颊侧融合，根管也在颊侧连通，根管横断面呈"C"字形，称为 C 形根管。下颌第三磨牙的髓腔多有变异，有的为 1 个融合根管。见图 1-5-11。

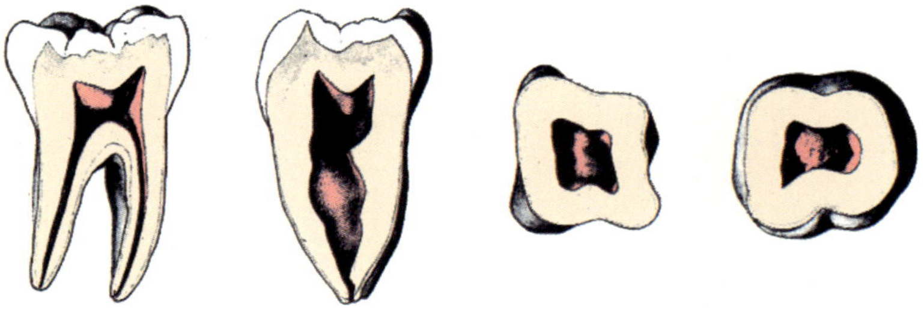

图 1-5-11　下颌第一磨牙髓腔

3. 观察乳牙髓腔的剖面标本、透明标本，讲解乳牙的髓腔解剖形态特点。

（1）乳牙髓腔形态与恒牙相似，其大小和特点与乳牙的外形一致。乳牙髓腔的特点：髓腔大，髓室薄，髓角高，根管粗，根管方向斜度较大，根尖孔大。

（2）乳前牙的髓室与牙冠外形一致，多为单根管。

（3）乳磨牙髓室一般为 3 个根管，近中髓角较高，上颌乳磨牙有 2 个颊侧根管和 1 个舌侧根管，下颌乳磨牙有 2 个近中根管和 1 个远中根管。乳磨牙根分叉较大且微弯曲，根管也相应弯曲。

4. 描绘上颌中切牙的髓腔形态。

（1）绘制近远中剖面髓腔形态：根据冠长（10.5 mm）、根长（13.0 mm），用铅笔画 a、b、c 3条平行线，ab长10.5 mm，bc长13.0 mm，过3条线作垂线d，以d为中线，根据牙冠近远中径(8.5 mm)、牙颈近远中径（7.0 mm），分别作冠宽线和颈宽线。注意，唇面颈缘曲度不超过冠长 13 mm。根据上颌中切牙唇面冠根外形特点，画出唇面冠根外形轮廓（图 1-5-12）。

根据冠观察的上颌中切牙近远中剖面髓腔形态特点、髓腔与牙体外形的关系，画出近远中剖面髓腔形态。要求髓室顶最宽部位于牙冠中部，并且向根尖逐渐变细。对照标本检查并修改，完成上颌中切牙近远中剖面髓腔形态（图 1-5-13）。

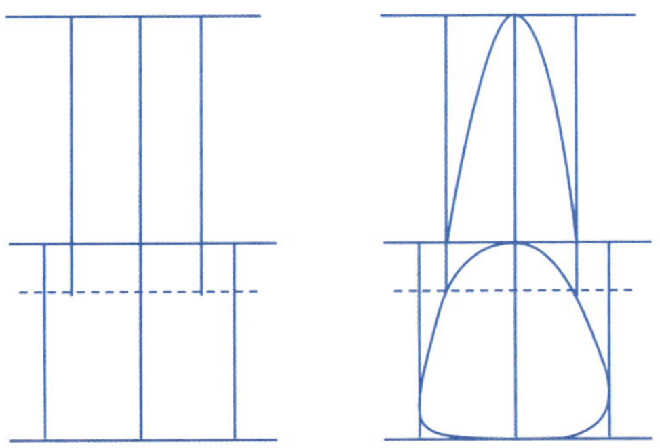

图 1-5-12　画出唇面冠根外形轮廓

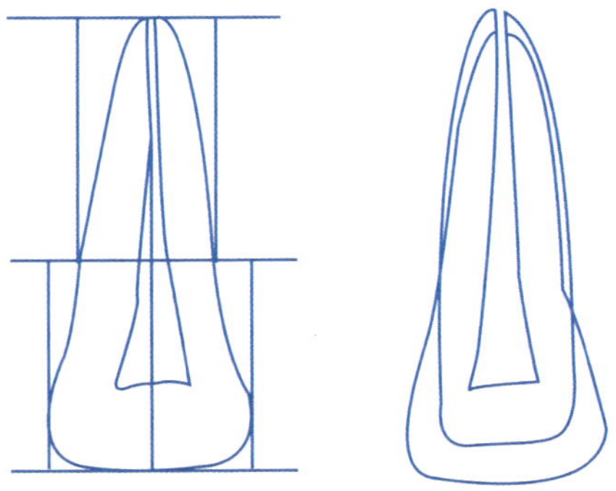

图 1-5-13　完成上颌中切牙近远中剖面髓腔形态

（2）绘制唇舌剖面髓腔形态：用上述方法首先画出 a、b、c 3条横线，然后根据唇舌径（7.0 mm），牙颈唇舌径（6.0 mm），分别画出牙冠和颈根的唇舌向宽度，再根据上颌中切牙邻面外形特点，画出邻面冠根外形轮廓（图 1-5-14）。

根据上颌中切牙唇舌剖面髓腔形态特点、髓腔与牙体外形关系，画出唇舌剖面髓腔形态。要求髓腔最宽处位于颈部，髓腔分别向切端和根尖方向逐渐变细。对照标本检查并修改，完成唇舌剖面髓腔形态（图 1-5-15）。

5. 在下颌第一磨牙剖面图上填写各结构名称（图 1-5-16）。

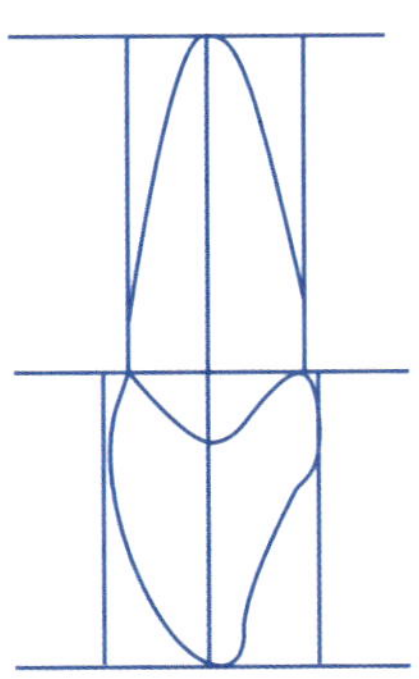

图 1-5-14　画出邻面冠根外形轮廓

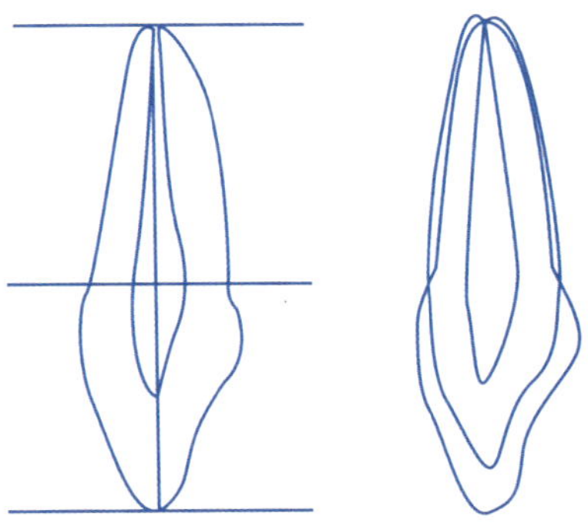

图 1-5-15　完成唇舌剖面髓腔形态

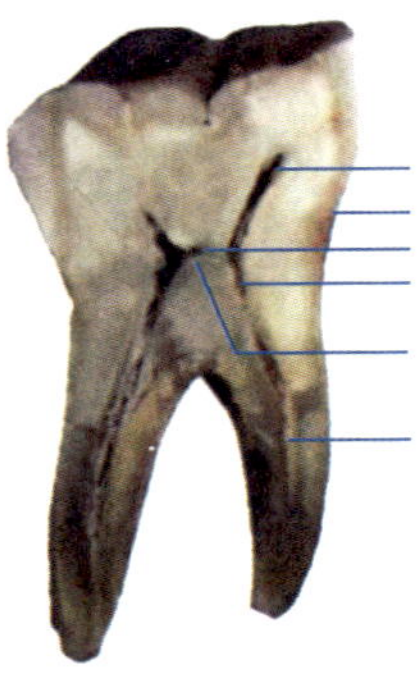

图 1-5-16　下颌第一磨牙剖面观察

▼ 知识要点

髓腔结构

- **髓室**
  - 髓室顶　与骀面或切峰相对应的髓室壁
  - 髓室底　与髓室顶相对应的髓室壁
    - （髓室顶、髓室底）髓室高度：髓室顶、髓室底之间的距离
  - 髓室壁　与牙冠轴面相对应的髓腔牙本质壁，分别称近中髓壁、远中髓壁、颊侧髓壁和舌侧髓壁
  - 髓　角　髓室伸向牙尖突出成角形的部分，其形状、位置与牙尖外形相似
  - 根管口　髓室底上髓室与根管的移行处
- **根管系统**：髓腔除髓室以外的管道部分，可以表现为根管、管间吻合、根管侧支、根尖分歧、根尖分叉、副根管等
  - **根管**：位于牙根内的大部分髓腔，根管数目与牙根数目不完全一致
    - ①多属单管型：上颌 1、3、6+7 舌根、7 远中颊根
    - ②多属双管型：上颌 4、6 近中颊根；下颌 6 近中根
    - ③可见单双管型：上颌 4、5、6+7 近颊根；下颌 4、5、6+7 近中根、6 远中根
    - ④罕见三管型：上颌 6 近颊根；下颌 6 近远中根
  - **侧副管**：根管系统中除根管以外的一切管道，包括管间吻合、根管侧支、根尖分歧、根尖分叉、副根管
    - ①管间吻合：又称管间侧支或管间交通支，为发自相邻根管间的交通支，可为 1 ~ 2 支，呈水平、弧形、网状，多见于双根管型。根中 1/3 多于根尖 1/3，根颈 1/3 者最少
    - ②根管侧支：又称侧支根管，为发自根管的细小分支，常与根管呈接近垂直角度，贯穿牙本质和牙骨质，通向牙周膜腔。根尖 1/3 者多于根中 1/3，根颈 1/3 者最少
    - ③根尖分歧：为根管在根尖分出的细小分支，此时根管仍存在。多见于前磨牙和磨牙
    - ④根尖分叉：为根管在根尖分散成 2 个或 2 个以上的细小分支，此时根管不复存在
    - ⑤副根管：为发自髓室底至根分叉处的管道，多见于磨牙
  - **根尖孔**：根管在牙根表面的开口。多数单根牙仅在牙根尖处有根尖孔；多根牙 50% 以上根尖孔不在根尖顶端，舌侧 > 远中 > 近中 > 唇颊侧
  - **侧副孔**
    - 侧孔：其余管道的开口
    - 副孔：副根管在牙根表面的开口

▼ 实训评分

评分内容			分值	得分	合计
操作结果（100 分）	观察恒牙髓腔剖面标本	切牙组观察结果	10 分		
		尖牙组观察结果	5 分		
		前磨牙组观察结果	10 分		
		磨牙组观察结果	15 分		
	上颌中切牙髓腔画图结果	近远中剖面形态	25 分		
		唇舌剖面形态	25 分		
	下颌第一磨牙各填写结果	髓角、髓室顶、根管口、髓室底、根管	10 分		

▼ 作业

1. 前牙髓腔形态与牙体外形有何关系？
2. 磨牙髓腔与牙体外形的关系是什么？
3. 多根牙与单根牙的髓腔形态有何不同？

（吴作红）

重点笔记

任务 1.6　𬌗型观察

实训目标

1. 掌握覆𬌗、覆盖、牙尖交错位、后退接触位、下颌姿势位等的概念与意义。
2. 熟悉牙列的形态。

实训用品

口腔治疗盘，镊子，口镜，探针，游标卡尺，咬合纸等。

方法和步骤

每 2 人一组，根据检查表内容互相检查。

1. 检查正中𬌗　正中𬌗是指上下牙𬌗面接触最广、牙尖相互交错的位置。

（1）测量前牙的覆𬌗：测量上颌中切牙盖过下颌中切牙唇面的垂直距离。

（2）测量前牙的覆盖：测量上颌中切牙切缘到下颌中切牙唇面的水平距离。

（3）检查第一磨牙的𬌗关系：上颌第一磨牙近中颊尖正对下颌第一磨牙的颊沟，上颌第一磨牙的近中舌尖位于下颌第一磨牙的中央窝内，此为中性𬌗。如上颌第一磨牙近中颊尖咬合在下颌第一磨牙颊沟的远中，此为近中错𬌗。如上第一磨牙近中颊尖咬合在下第一磨牙颊沟的近中，此为远中错𬌗。

2. 检查颌位。

（1）牙尖交错位（ICP）：又称正中𬌗。

（2）正中关系𬌗：又称下颌后退接触位（RCP）。

（3）下颌姿势位（MPP）：又称息止颌位，观察颌位是否位于正中，测量息止𬌗间隙。

（4）肌接触位：观察与正中位是否一致。

3. 作前伸咬合运动和左右侧咬合运动，检查运动时的接触牙。

将检查结果填写在检查表。根据全班同学的检查结果，进行统计和分析。

▼ 知识要点

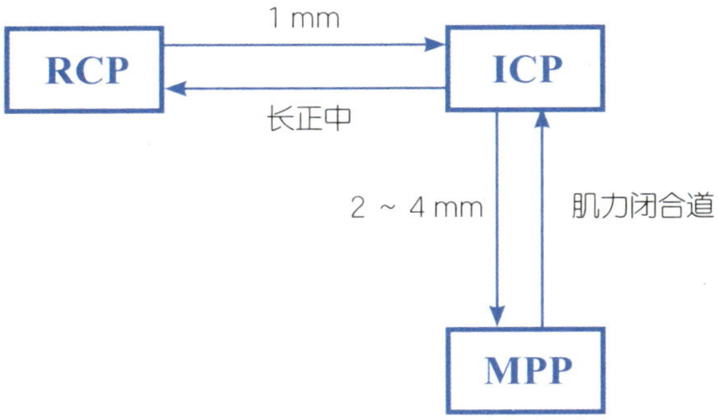

▼ 实训评分

评分内容		分值	得分	合计
𬌗检查表填写（100 分）	一般情况	5 分		
	牙列情况	5 分		
	咬合情况	40 分		
	颌位检查	40 分		
	𬌗干扰	10 分		

▼ 作业

1. 分别叙述正中𬌗、正中𬌗位与正中关系的概念。
2. 检查结果有何特点和规律？

（吴作红）

重点笔记

模块二

口腔颌面颈部应用解剖

序号	主要内容
1	任务 2.1　上、下颌骨及相关的颅骨
2	任务 2.2　颌面部浅层结构、腮腺及面神经解剖关系
3	任务 2.3　颌面部深层结构、面侧深区及颌面诸间隙解剖结构
4	任务 2.4　口腔局部解剖结构、颞下颌关节解剖结构
5	任务 2.5　颈部诸结构、下颌下三角解剖结构

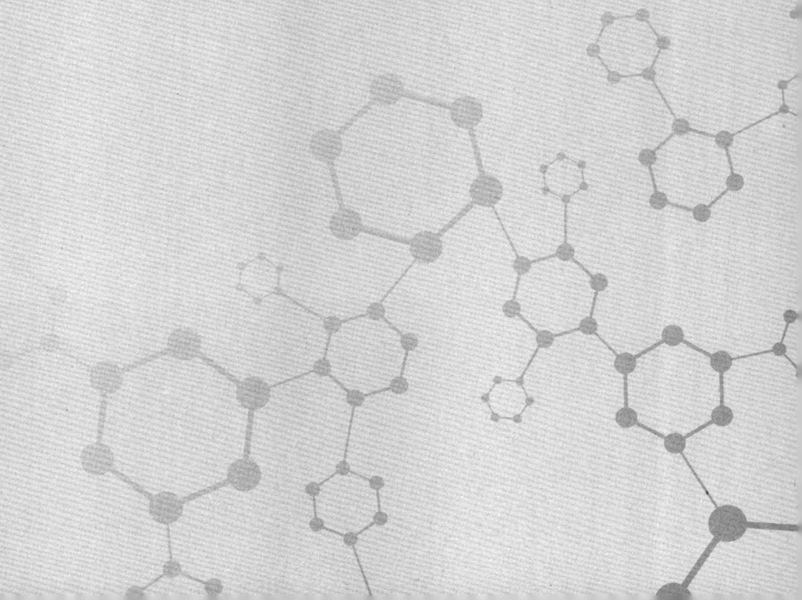

任务 2.1　上、下颌骨及相关的颅骨

实训目标

1. 掌握上、下颌骨及颧骨的结构特点，表面重要骨性标志的位置、内容及临床意义。
2. 掌握颅底骨结构特点，有关骨孔和骨裂的位置、内容及临床意义。
3. 掌握颞下颌关节的骨性组成及结构特点。

▼ 实训内容

1. 观察上颌骨一体四突的形态结构　认识上颌体的四个面及上颌窦的特点。明确眶下缘、眶下孔、眶下管、眶下沟、牙槽突、尖牙窝、颧牙槽嵴、上颌结节、后上牙槽孔、鼻道、上颌窦裂孔、翼腭管、腭大孔、鼻腭孔、鼻腭管等的位置、内容及临床意义。了解上后牙根尖与上颌窦的密切关系。

2. 观察下颌骨体与下颌支的结构特点　认识颏孔、外斜线、上颏棘和下颏棘、内斜线、下颌舌骨线、舌下腺窝、下颌下腺窝、牙槽缘、下颌下缘、喙突、髁状突、乙状切迹、下颌孔、下颌小舌、下颌隆凸、翼肌粗隆、咬肌粗隆、下颌管、下颌角的位置及临床意义。

3. 颧骨体及三突的观察。

4. 观察组成颞下颌关节的关节面及关节头的结构特点，认识颞下颌关节负重面的所在位置。

5. 观察颅底有关解剖结构的位置、内容及临床意义　翼突、翼内、外板、翼切迹、锥突、翼突窝、翼突钩、翼突上颌裂、颞下嵴、翼腭窝、圆孔、卵圆孔、棘孔、眶下裂、破裂孔、内耳门、颈静脉孔、舌下神经管、茎突、茎乳突、颞下颌关节窝、乳突、乳突切迹。

▼ 实训用品

1. 头颅模型（包括上、下颌骨，额骨及颅底外面）。见图 2-1-1 至图 2-1-3。

2. 颞下颌关节标本。

3.《口腔解剖生理学》主教材中有关上、下颌骨，颞下颌关节，额骨，蝶骨及颅底等部分内容及图谱。

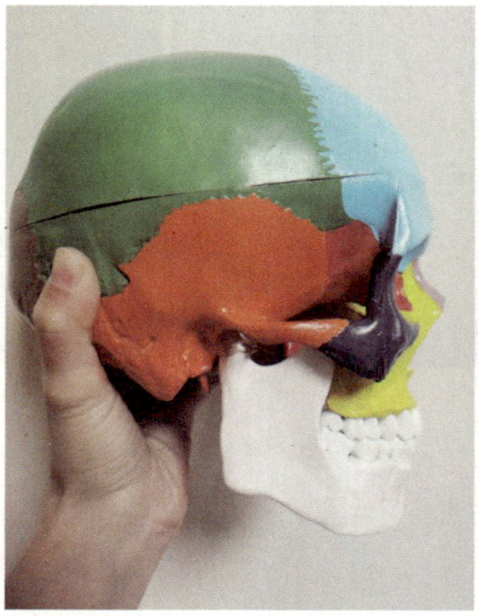

图 2-1-1 头颅模型（侧面观）

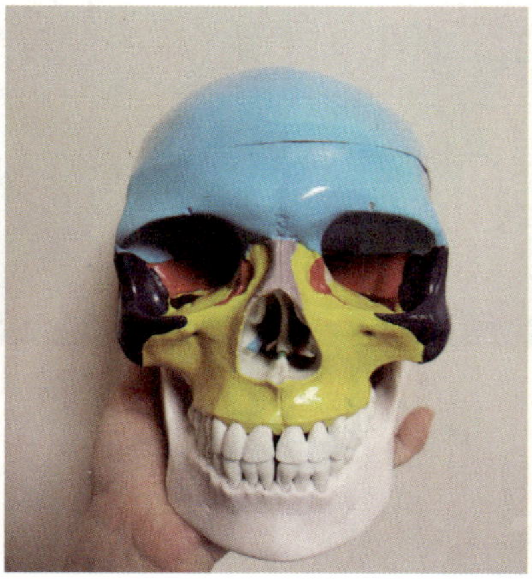

图 2-1-2 头颅模型（正面观）

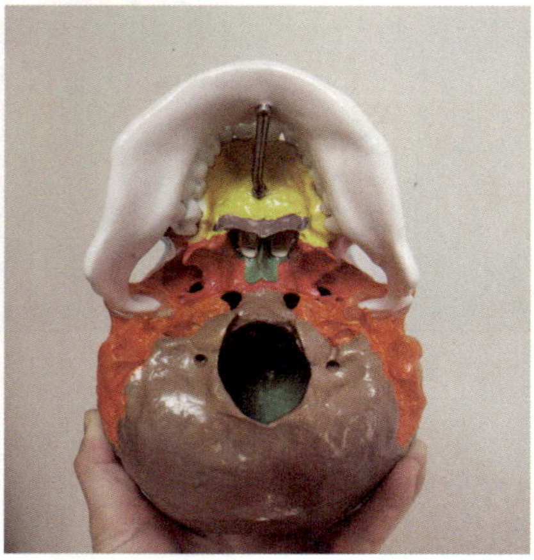

图 2-1-3 头颅模型（颅底）

▼ 方法和步骤

1. 根据实际情况 2 ~ 4 人一套颅骨，按实习内容要求，分工对照颅骨及图谱，阅读主教材中有关章节内容，在标本上寻找解剖相关内容，使所学内容感性化、条理化。

2. 将观察内容相互讲解，要求边讲边指出其在颅骨的具体位置，巩固所学的理论知识。

3. 画出观察到的上、下颌骨及颞下颌关节示意图，并标出解剖名称（要求草图清晰）。

▼ 知识要点

- 颌面部骨（二）
  - 下颌骨
    - 解剖形态
      - 下颌体
        - 外侧面——正中联合，颏结节，颏孔，外斜线
        - 内侧面——内斜线，上、下颌嵴，舌下腺窝，下颌下腺窝和二腹肌窝
      - 下颌升支
        - 上端
          - 喙突——咬肌和颞肌
          - 髁突
        - 内侧面下颌孔
          - 前面——下颌小舌——蝶下颌韧带附着处
          - 后上方——下颌神经沟——沟内下牙槽神经、血管
          - 前下方——下颌管
        - 下颌角
          - 内侧——翼肌粗隆——翼内肌
          - 外侧——咬肌粗隆——咬肌
    - 薄弱部位
      - 正中联合
      - 颏孔区
      - 下颌角
      - 髁突颈部
    - 下颌神经管
      - 距离前缘较后缘近
      - 距离下颌体下缘近
      - 距离内板较外板近
      - 与下颌第三磨牙较近
  - 舌骨
    - 位置——“U”形，位于甲状软骨上方、下颌骨后下方
    - 构成
      - 舌骨体——可发生甲状舌管囊肿
      - 舌骨大角——咽部手术以及寻找舌动脉的主要标志
      - 舌骨小角

颌面部骨（二）

- **蝶骨**
  - 蝶骨大翼
    - 大脑面
      - 圆孔
      - 卵圆孔
      - 棘孔
    - 颞面
    - 颞下面
    - 眶面
  - 翼突
    - 翼外板——宽而薄
    - 翼内板
  - 蝶骨小翼（成对）
  - 蝶骨体
- **颞骨**
  - 成对，介于蝶骨、顶骨、枕骨之间
  - 构成
    - 颞鳞
    - 乳孔
    - 岩部
    - 鼓板
- **腭骨**
  - 水平部——外侧缘和上颌骨的牙槽突共同构成腭大孔
  - 垂直部——与上颌骨内面、蝶骨翼突共同构成翼腭管
- **上颌骨**
  - 上颌体
    - 前面
      - 眶下孔
        - 解剖位置——眶下缘中点下方约 0.5 cm 处
        - 体表位置——鼻尖与睑外眦连线的中点
      - 尖牙窝
    - 后面——颧牙槽嵴、上颌结节、牙槽孔
    - 上面——眶下管——上牙槽前神经、上牙槽中神经
    - 内面——上颌窦裂孔向前下方的沟，蝶骨翼突和腭骨垂直部共同构成翼腭管
  - 四突——额突、颧突、腭突、牙槽突
  - 三支柱
    - 尖牙支柱——承受尖牙区的咀嚼压力
    - 颧突支柱——承受第一磨牙区的咀嚼压力
    - 翼突支柱——承受磨牙区的咀嚼压力

- **颞下颌关节**
  - 颞下颌关节组成
    - 下颌骨髁突
      - 内外径长，前后径短
      - 前斜面小（功能面），后斜面
    - 颞骨关节面
      - 关节窝
      - 关节结节 —— 后斜面为功能面
    - 关节盘
      - 前部
      - 中间带 —— 最薄，无血管神经，好发穿孔
      - 后带 —— 最厚
      - 双板区 —— 最好发穿孔
    - 关节囊
    - 关节韧带
      - 颞下颌韧带 —— 防止髁突向外侧脱位
      - 茎突下颌韧带 —— 限制下颌过度前伸
      - 蝶下颌韧带 —— 防止张口过大，同时具有保护神经血管的作用
  - 神经支配
    - 耳颞神经、颞深神经、咬肌神经
  - 血液供应
    - 颞浅动脉、上颌动脉
  - 运动方式
    - 单纯转动
      - 运动中心 —— 关节下腔
      - 小开口、最大开口
      - 铰链运动
    - 单纯滑动
      - 运动中心 —— 关节上腔
      - 前伸运动
    - 滑动兼转动 —— 从牙尖交错位开始的开口运动

▼ 实训评分

评分内容		分值	得分	合计
操作结果（100 分）	层次和内容	40 分		
	位置和毗邻	30 分		
	形态和比例	20 分		
	表达能力	10 分		

报告内容：请画出上颌骨或下颌骨的解剖图，并画线标出解剖位置。

作业

1. 叙述尖牙窝的结构特点与临床意义。
2. 叙述上颌骨的位置、形态，以及与周围骨的关系。
3. 叙述下颌骨的位置、形态，以及与周围骨的关系。
4. 叙述上、下颌骨上重要孔裂的位置、内容及临床意义。
5. 上颌骨的四突不包括（　　）。

A. 额突　　B. 颧突　　C. 颞突　　D. 腭突　　E. 牙槽突

6. 关于眶下孔的叙述，错误的是（　　）。

A. 眶下孔位于眶下缘中点下方约 0.5 cm 处
B. 眶下孔内有眶下神经、血管通过
C. 眶下孔朝向前内下方，行眶下神经阻滞麻醉时进针方向应为前内下
D. 眶下孔向后外上方通入眶下管
E. 眶下孔的下方骨面上有尖牙窝

7. 颞下颌关节的功能面是（　　）。

A. 关节结节前斜面和髁状突前斜面
B. 关节结节后斜面和髁状突后斜面
C. 关节结节后斜面和髁状突前斜面
D. 关节结节后斜面和髁状突横嵴
E. 关节结节前后斜面和髁状突横嵴

参考答案：

5.C　【解析】上颌骨的四突分别称为额突、颧突、腭突和牙槽突。颞骨左右成对，介于蝶骨、顶骨与枕骨之间，分为颞突、乳突、岩部和鼓板，参与构成颅底及颅腔的侧壁。

6.C　【解析】眶下孔位于眶下缘中点下方约 0.5 cm 处，孔内有眶下神经、血管通过，是眶下神经阻滞麻醉的有效注射部位，眶下孔向后、上、外方通入眶下管，尖牙窝一般位于前磨牙根尖的上方。

7.C　【解析】颞下颌关节的功能区是髁突的前斜面和关节结节的后斜面，而非髁突顶部和关节窝顶部。

（朱　星）

重点笔记

任务 2.2　颌面部浅层结构、腮腺及面神经解剖关系

实训目标

1. 掌握面部主要表情肌的位置及分布特点，了解其附着部位及临床意义。

2. 掌握面部浅层动脉及静脉的走行，了解其分布范围。

3. 掌握眶下孔与颏孔的位置及内容及临床意义。

4. 掌握腮腺的境界、解剖层次、内容、导管等特点及临床意义。

5. 掌握面神经的走行、分布以及与腮腺的关系，联系临床熟悉暴露面神经主干或分支的方法，了解面神经与下颌后静脉的关系。

▼ 实训内容

标本观察部分：

（1）观察面部主要表情肌的位置及附着特点。

（2）观察面部面动脉、面静脉的走行及分支。

（3）观察眶下孔与颏孔的位置、形态及内容。

（4）观察腮腺的位置、外形及腮腺筋膜。

（5）观察面神经主干、分支及出腮腺时的位置。

（6）观察下颌后静脉与面神经和腮腺的关系。

▼ 实训用品

标本及图谱（面部表情肌，面动脉及面静脉，眶下及颌下血管，腮腺及腮腺导管，面神经，下颌后静脉）。

▼ 方法和步骤

标本观察：

（1）观察面部表情肌的分布与肌纤维方向，联系其各自的功能。

（2）观察颈外动脉在面部的主要分支，结合其走行了解其分布范围。

（3）观察腮腺与面神经的关系，观察腮腺表面的神经、血管关系。

▼ 知识要点

- 口腔面颈部肌肉
  - 腭肌
    - 腭帆提肌——上提软腭，使咽侧壁向内移动
    - 腭帆张肌
      - 拉紧软腭，单侧收缩颏牵引软腭向一侧
      - 开大咽鼓管，不参与腭咽闭合（唯一）
    - 腭咽肌——缩小咽门，下降软腭，上提咽喉
    - 腭舌肌——上提舌根，下降腭帆，缩小咽门
    - 腭垂肌（悬雍垂肌）——其作用是牵引腭垂向上及使腭垂偏向一侧
  - 舌肌（横纹肌）
    - 舌内肌
      - 舌纵肌——舌缩短
      - 舌横肌——舌伸长
      - 舌垂直肌——舌变宽
    - 舌外肌——改变舌头位置
      - 颏舌肌
      - 舌骨舌肌
      - 茎突舌肌
      - 腭舌肌
  - 表情肌
    - 唇周围肌
      - 口轮匝肌
        - 浅层
        - 中层
        - 深层——颊肌和唇周围肌的部分纤维构成
        - 作用——闭唇
      - 口周围肌上组
        - 上唇方肌
          - 提上唇鼻翼肌
          - 提上唇肌
          - 颧小肌
        - 颧大肌
        - 笑肌
        - 提口角肌（尖牙肌）
      - 口周围肌下组
        - 降口角肌
        - 降下唇肌
        - 颏肌
    - 颊
      - 牵引口角向后
      - 颊肌纤维向前交叉参与口轮匝肌的组成，最上份和最下份不交叉

- 血管
  - 颈外动脉分支
    - 甲状腺上动脉 —— 舌骨大角稍下方发出
    - 舌动脉 —— 舌骨大角尖处发出
      - 舌深动脉
      - 舌下动脉
      - 舌背动脉
    - 面动脉（颌外动脉）—— 舌骨大角稍上方发出
      - 下唇动脉
      - 上唇动脉
      - 内眦动脉
      - 颏下动脉
      - 腭升动脉
    - 上颌动脉（终末分支）—— 髁突颈部后内方发出
      - 第一段：下颌段
        - 脑膜中动脉
        - 下牙槽动脉
      - 第二段：翼肌段
      - 第三段：翼腭管段
        - 上牙槽后动脉
        - 眶下动脉
        - 腭降动脉
        - 蝶腭动脉
    - 颞浅动脉（终末分支）—— 髁突颈部平面发出
    - 咽升动脉、枕动脉、耳后动脉

- 面神经
  - 管段
    - 岩大神经（膝状神经节） 泪腺、鼻和腭黏膜腺体
    - 镫骨肌神经 听力
    - 鼓索 舌前 2/3 味蕾，下颌下腺和舌下腺的分泌
  - 颅外段
    - 颞支 额纹消失
    - 颧支 眼睑不能闭合
    - 颊支
      - 鼻唇沟变浅，不能鼓腮
      - 上颊支（腮腺导管）下鼓腮
    - 下颌缘支 口角下垂，流口水
    - 颈支

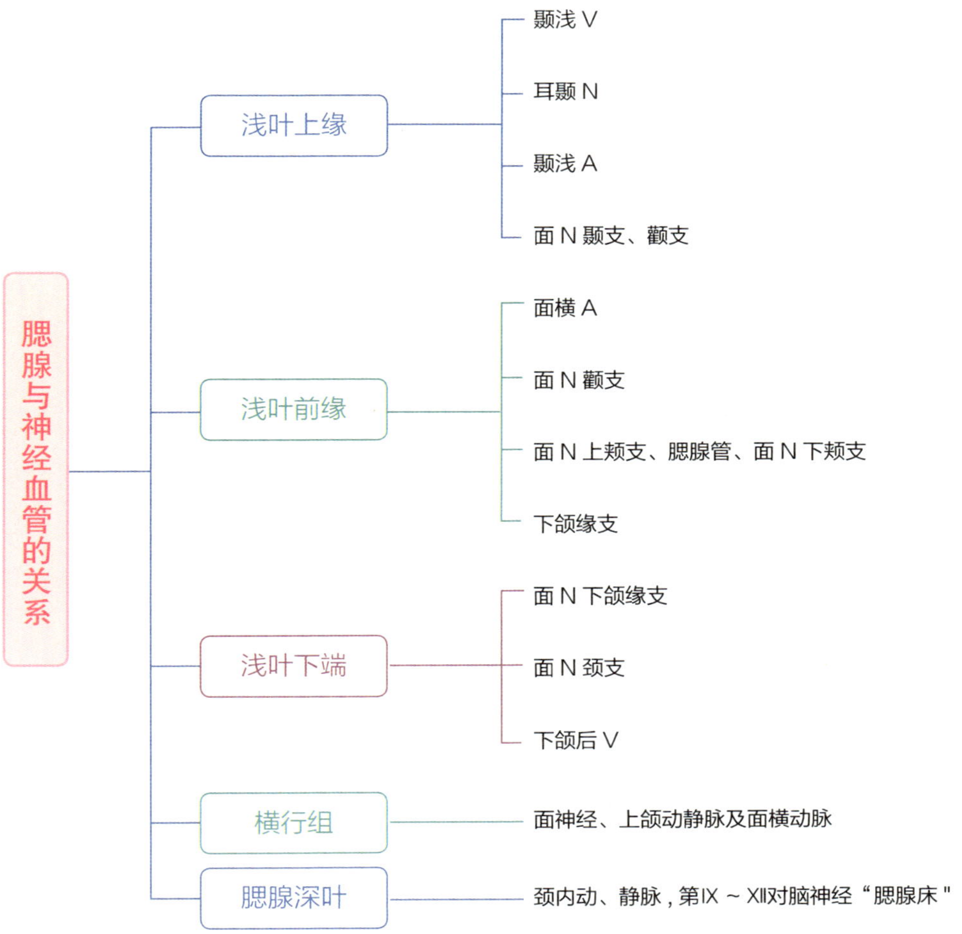

▼ 实训评分

评分内容		分值	得分（图示1）	得分（图示2）	合计
操作结果（100分）	层次和内容	40分			
	位置和毗邻	30分			
	形态和比例	20分			
	表达能力	10分			

报告内容：

1. 图示面动脉及面静脉在面部的走行，以及与面神经下颌缘支的关系，并画线标出血管及重要毗邻结构名称。

2. 图示面神经在出茎乳孔时的主干及出腮腺时分支的解剖位置和毗邻关系，并画线标出其名称。

▼ 作业

1. 颌面部可分几个区？面部软组织有哪些特点？
2. 面部表情肌如何分布？其特点是什么？
3. 口轮匝肌的特点是什么？
4. 眶下孔、颏孔、颊脂垫有何解剖特点？
5. 试述腮腺咬肌区的境界、层次和内容。
6. 试述腮腺的外形及周界、导管的走行及开口位置。
7. 试述面神经的分支走行和支配，以及与腮腺的关系。
8. 面神经出颅经（　　）。
   A. 圆孔　　B. 卵圆孔　　C. 棘孔
   D. 茎乳孔　　E. 面神经管
9. 有关面神经的叙述，正确的是（　　）。
   A. 运动神经　　B. 感觉神经　　C. 经圆孔出颅
   D. 以茎乳孔为界，可分为 3 段　　E. 支配表情肌的运动
10. 某患者因腮腺区受外伤，临床检查出现额纹消失，常为面神经（　　）分支损伤。
   A. 下颌缘支　　B. 额支　　C. 上颊支
   D. 颞支　　E. 颧支

参考答案：

8. D　【解析】面神经穿内耳道入面神经管，经茎乳孔出颅。向前穿过腮腺，呈扇形分布于面部表情肌。以茎乳孔为界，可将面神经分为面神经管段和颅外段。

9. E　【解析】面神经为混合性神经，含有运动纤维、副交感纤维和味觉纤维。面神经穿内耳道入面神经管，经茎乳孔出颅。向前穿过腮腺，呈扇形分布于面部表情肌。以茎乳孔为界，可将面神经分为面神经管段和颅外段。

10. D　【解析】面神经为混合性神经，含有运动纤维、副交感纤维、味觉纤维及一般躯体感觉纤维。其中，运动纤维为主要组成部分，支配面部表情肌等。在腮腺内分支有：①颞支，分布于额肌等，受损后同侧额纹消失；②颧支，分布于上下眼轮匝肌等，受损后眼睑不能闭合；③颊支，分布于上唇肌、鼻翼肌等，受损后出现鼻唇沟变浅、鼓腮无力等；④下颌缘支，分布于降口角肌等，受损后患侧口角下垂和流口水；⑤颈支，分布于颈阔肌，受损后影响颈阔肌运动。

（朱　星）

任务 2.3　颌面部深层结构、面侧深区及颌面诸间隙解剖结构

实训目标

1. 掌握颌面诸间隙的解剖范围、层次内容，了解其交通及临床意义。
2. 掌握面侧深区的境界和内容。
3. 掌握翼静脉丛，上颌动脉、静脉的走行及临床意义。
4. 掌握三叉神经上颌支及下颌支的走行、分布及其临床意义。

▼ 实训内容

标本及图片观察：

（1）观察咀嚼肌的位置及肌纤维方向。

（2）观察上颌动脉、静脉，翼静脉丛、脑膜中动脉的位置及分布。

（3）观察下牙槽动脉及三叉神经下颌支：颊长神经、耳颞神经、舌神经、下牙槽神经。三叉神经上颌支：眶下神经，前、中、后上牙槽神经，蝶腭神经结，腭神经等。

（4）观察咽旁间隙，了解其内容及交通。

▼ 实训用品

标本及图片：

（1）咀嚼肌。

（2）上颌动脉、静脉，翼静脉丛、脑膜中动脉。

（3）下牙槽动脉、三叉神经下颌支、三叉神经上颌支。

（4）观察咽旁间隙。

▼ 方法和步骤

标本观察：

（1）观察三叉神经上颌支及下颌支的走行及分布。

（2）观察上颌动脉、上颌静脉的分支及分布，注意上颌动脉与髁状突的关系。

（3）观察翼外肌与三叉神经的关系。

（4）观察咽旁间隙的位置、毗邻和内容及交通。

▼ 知识要点

- 口腔面颈部肌肉
  - 咀嚼肌
    - 咬肌 — 上提下颌骨，参与前伸和侧方运动
      - 浅层
        - 起于上颌骨颧突、颧弓下缘前 2/3
        - 止于下颌角
      - 中层
        - 起于颧弓前 2/3 深面及后 1/3 下缘
        - 止于下颌支中分
      - 深层
        - 起于颧弓深面
        - 止于喙突
    - 颞肌 — 上提下颌骨，参与后退和侧方运动
      - 起于颞窝及颞深筋膜的深面
      - 止于喙突及下颌支前缘
    - 翼内肌 — 上提下颌骨，参与前伸与侧方运动
      - 深头起于翼外板的内侧面和腭骨锥突
      - 浅头起于腭骨锥突和上颌结节
    - 翼外肌 — 使下颌骨向前并降下颌骨
      - 上头起于蝶骨大翼的颞下面和斜下嵴
      - 下头起于翼外板的外侧面
  - 舌骨上下肌群
    - 上肌群（降下颌）
      - 二腹肌
      - 下颌舌骨肌
      - 颏舌骨肌
      - 茎突舌骨肌 — 无降下颌骨作用，开大口底
    - 下肌群（下拉舌骨）
      - 浅层
        - 肩胛舌骨肌
        - 胸骨舌骨肌
      - 深层
        - 胸骨甲状肌
        - 甲状舌骨肌
  - 口颌系统肌链
    - 水平肌链 — 失衡致：唇裂、巨舌症
    - 垂直肌链 — 失衡致：腭裂
    - 姿态肌链 — 失衡致：斜颈病人

- 三叉神经
  - 眼神经（感觉） 眶上裂出颅
  - 上颌神经（感觉） 圆孔出颅
    - 颅中窝段
    - 翼腭窝段
      - 翼腭 N（鼻腭、腭前、腭中、腭后）
      - 颧神经、翼腭神经、上牙槽后神经
    - 眶下管段 —— 上牙槽前神经，上牙槽后神经
    - 面段
  - 下颌神经（混合） 卵圆孔出颅
    - 脑膜支
    - 翼内肌神经（运动神经）
    - 下颌神经前干（混合神经）
      - 颞深神经 —— 运动神经
      - 咬肌神经 —— 运动神经
      - 翼外肌神经 —— 运动神经
      - 颊神经 —— 感觉神经
    - 下颌神经后干（混合神经）
      - 耳颞神经 —— 感觉神经
      - 舌神经 —— 感觉神经
      - 下牙槽神经 —— 混合神经

- 面侧深区
  - 境界
    - 前：上颌骨后
    - 后：腮腺鞘
    - 外：下颌支
    - 内：翼外板
  - 内容物
    - 翼丛
    - 上颌动脉
    - 翼外肌
      - 浅面：翼丛和上颌动脉
      - 深面：下颌神经及其分支
      - 上缘：颞深前后神经和咬肌神经穿出
      - 两头之间：上颌动脉传入和颊神经穿出
      - 下缘：舌神经和下牙槽神经穿出
    - 下颌神经及其分支

▼ 实训评分

评分内容		分值	得分（图示1）	得分（图示2）	合计
操作结果（100分）	层次和内容	40分			
	位置和毗邻	30分			
	形态和比例	20分			
	表达能力	10分			

报告内容：

1. 图示上颌动脉的走行及分支，以及其重要毗邻关系，并画线标出其名称。

2. 图示三叉神经下颌支各分支走行及分布，以及其重要毗邻关系，并画线标出名称。

▼ 作业

1. 讨论颌面部咀嚼肌群的起止点和作用，联系下颌骨骨折错位的解剖因素。
2. 叙述翼静脉丛的位置、交通及其临床意义。
3. 叙述三叉神经第二、三支的走行及分布。
4. 叙述三叉神经分支与翼外肌的关系。
5. 关于面侧深区的境界，说法正确的是（　　）。
   A. 前为上颌骨后面　B. 内为翼外板　C. 外以下颌支
   D. 后界腮腺鞘　E. 以上均正确
6. 三叉神经中最大的分支神经是（　　）。
   A. 眼神经　B. 上颌神经　C. 下颌神经
   D. 下牙槽神经　E. 舌神经
7. 有关三叉神经的描述，不恰当的是（　　）。
   A. 三叉神经是脑神经中最大者
   B. 三叉神经是口腔颌面部主要的感觉神经
   C. 三叉神经是表情肌的运动神经
   D. 三叉神经是口腔颌面部本体感觉神经
   E. 三叉神经是混合神经

参考答案：

5. E　【解析】面侧深区的境界前为上颌骨后面，后界腮腺鞘，内为翼外板，外以下颌支为界。

6. C　【解析】眼神经为感觉神经，上颌神经为感觉神经，下颌神经为混合性神经，是三叉神经中最大的分支。

7. C　【解析】三叉神经是脑神经中最大者，属混合性神经，是口腔颌面部主要的感觉神经和咀嚼肌的运动及本体感觉神经。三叉神经有三条分支：眼神经、上颌神经和下颌神经。

（朱　星）

任务 2.4　口腔局部解剖结构、颞下颌关节解剖结构

实训目标

1. 掌握舌下区的境界、内容及交通。
2. 掌握舌的结构特点。
3. 掌握腭部结构特点。
4. 掌握颞下颌关节的解剖特点、毗邻关系及其临床意义。

▼ 实训内容

标本及图片观察：

（1）观察软腭肌肉标本。

（2）观察舌的剖面标本。

（3）观察颞下颌关节标本。

（4）观察舌下腺、下颌下腺位置，观察口底肌肉的组成。

▼ 实训用品

标本及图片：

（1）软腭肌肉。

（2）舌的剖面。

（3）颞下颌关节。

（4）舌下腺、下颌下腺、口底肌肉。

▼ 方法和步骤

标本观察：

（1）观察软腭肌肉标本，了解肌纤维方向及作用。

（2）观察舌的剖面标本，了解舌内肌、舌外肌的走行，明确其在舌体运动中的作用。

（3）观察颞下颌关节标本，了解关节囊，关节盘，上、下关节腔的结构特点及其附丽、关节韧带等，了解其韧带的起止点及作用。

（4）观察舌下腺、下颌下腺的位置，了解其与下颌舌骨肌的关系。

▼ 知识要点

- 口腔局部解剖
  - 舌
    - 组织层次
      - 舌背黏膜层
      - 舌肌
      - 舌腹黏膜下层 —— 从外向内：舌深 V、舌 N、舌深 A
      - 舌腹黏膜层
    - 舌腹
    - 舌背
      - 舌前 2/3- 舌体
        - 丝状乳头，最多——一般感觉
        - 菌状乳头——味觉
        - 轮廓乳头，界沟前方——味觉
        - 叶状乳头——味觉
      - 舌后 1/3- 舌根 —— 无舌乳头，有结节状淋巴组织——舌扁桃体
    - 舌肌 *
      - 舌外肌——收缩时改变舌的形态
      - 舌内肌——收缩时改变舌的位置
    - 淋巴
      - 舌尖——大部分至颏下淋巴结，小部分至肩胛舌骨肌淋巴结
      - 舌根——颈深上淋巴结
      - 越近舌尖——注入所在部位越低
      - 越近舌根——注入所在部位越高
    - 血液供应 —— 舌动脉
  - 舌神经
    - 感觉
      - 舌体
        - 一般感觉——舌神经
        - 味觉——鼓索味觉纤维
      - 舌根
        - 一般感觉和味觉——舌咽神经
        - 舌后 1/3 中部——迷走神经
    - 运动
      - 舌下神经
      - 腭舌肌——迷走神经

- 口腔局部解剖
  - 唇
    - 境界
      - 上界——鼻底
      - 下界——颏唇沟
      - 两侧——唇面沟
    - 表面标准
      - 口角——尖牙和前磨牙之间
      - 唇红、人中
    - 血液供应
      - 面动脉的分支——上、下唇动脉
    - 结构
      - 皮肤
      - 浅筋膜
      - 肌层——口轮匝肌
      - 黏膜下层
      - 黏膜
  - 舌下区解剖
    - 表面标志
      - 舌下肉阜——下颌下腺和舌下腺导管开口
      - 舌下襞——舌下腺小导管开口
    - 内容物
      - 舌下腺和下颌下腺深部
      - 下颌下腺导管和舌神经
        - 舌神经自外上钩绕下颌下腺导管
      - 舌下神经及其伴行静脉
      - 舌下动脉

▼ 实训评分

评分内容		分值	得分（图示1）	得分（图示2）	合计
操作结果（100分）	层次和内容	40分			
	位置和毗邻	30分			
	形态和比例	20分			
	表达能力	10分			

报告内容：

1. 图示舌下腺与下颌下腺导管、舌神经、舌下神经及舌下动脉的毗邻关系，并画线标出名称。
2. 图示颞下颌关节的解剖结构，并画线标出名称。

作业

1. 叙述舌下区的境界、层次内容、交通、舌下腺及导管的结构特点。
2. 颞下颌关节结构有何特点？联系临床检查方法。
3. 腭部结构有何特点？有哪些重要表面标志？软腭肌肉有哪些功能？
4. 舌的结构有何特点？
5. 肌性口底的组成及特点有哪些？
6. 关于硬腭软组织特点的叙述，错误的是（　　）。
   A. 硬腭前部黏膜下层无腺体，含有少量脂肪
   B. 腭腺肿瘤多发生在硬腭后部
   C. 黏骨膜在腭中线处较厚，而在近牙槽骨部较薄
   D. 在作腭两侧松弛切口时，应尽量靠近牙龈切，以免损伤腭部主要神经血管
   E. 黏骨膜易于从骨面分离
7. 唇的结构由外向内可分为（　　）。
   A. 黏膜、黏膜下层、浅筋膜、肌层、皮肤
   B. 黏膜、浅筋膜、肌层、黏膜下层、皮肤
   C. 皮肤、浅筋膜、肌层、黏膜、黏膜下层
   D. 皮肤、肌层、浅筋膜、黏膜下层、黏膜
   E. 皮肤、浅筋膜、肌层、黏膜下层、黏膜
8. 舌的组织层次自上而下分为（　　）。
   A. 舌背黏膜层、舌肌、舌腹黏膜下层、舌腹黏膜层
   B. 舌背黏膜层、舌腹黏膜下层、舌腹黏膜层、舌肌
   C. 舌背黏膜层、舌腹黏膜下层、舌肌、舌腹黏膜层
   D. 舌腹黏膜层、舌腹黏膜下层、舌背黏膜层、舌肌
   E. 舌腹黏膜层、舌腹黏膜下层、舌肌、舌背黏膜层

参考答案：

6. C　【解析】黏骨膜在腭中线处较薄，在两侧近牙槽骨部分却显著增厚，这是由于在近牙槽骨部分含有腭腺及神经和血管。

7. E　【解析】唇的结构由外向内：皮肤、浅筋膜、肌层、黏膜下层、黏膜。

8. A　【解析】舌的组织层次自上而下：舌背黏膜层、舌肌、舌腹黏膜下层、舌腹黏膜层。

（朱　星）

任务 2.5　颈部诸结构、下颌下三角解剖结构

实训目标

1. 掌握下颌下三角的解剖特点。
2. 重点掌握颈动脉三角区与颈外动脉结扎有关的解剖内容。
3. 熟悉颈清扫有关的解剖内容。

▼ 实训内容

观察标本及图片：

（1）观察颈筋膜分层模型及标本。

（2）观察颈部肌肉的分层。

（3）观察颈部有关的脑神经、颈淋巴结、胸导管、颈交感干、颈鞘、膈神经、臂丛。

▼ 实训用品

标本及图片：

（1）颈筋膜。

（2）颈部肌肉。

（3）颈部有关的脑神经、颈淋巴结、胸导管、颈交感干、颈鞘、膈神经、臂丛。

▼ 方法和步骤

标本观察：

（1）观察颈筋膜分层模型及标本，了解各层颈筋膜所覆盖的内容。

（2）观察颈部肌肉的分层，了解颈部分区的依据。

（3）观察胸锁乳突肌区标本，了解颈淋巴结的排列分布。

（4）观察颈部深层标本，了解有关的脑神经、胸导管、颈交感干、颈鞘、膈神经、臂丛等结构的位置。

▼ 知识要点

- 颈部局部解剖
  - 颈筋膜
    - 颈浅筋膜　颈阔肌
    - 颈深筋膜浅层　完整封套，处理颈阔肌
    - 颈深筋膜中层　中层＋浅层＝颈白线
    - 颈脏器筋膜
      - 颈部脏器
      - 壁层形成颈鞘
    - 椎前筋膜（颈深筋膜深层）
  - 下颌下三角
    - 境界
      - 上界：下颌骨下缘
      - 下界：二腹肌的前后腹
      - 底：下颌舌骨肌、舌骨舌肌和咽上缩肌
    - 内容物
      - 下颌下腺：主要内容物
      - 下颌下腺导管、舌神经和舌下神经
      - 面动脉、面静脉
      - 下颌隙淋巴结
  - 颈动脉三角
    - 境界
    - 层次
      - 皮肤
      - 颈浅筋膜
      - 颈深筋膜浅层
    - 内容
      - 3 动
        - 颈总动脉
        - 颈内动脉
        - 颈外动脉
      - 2 静
        - 颈内静脉
        - 面总静脉
      - 2 神经
        - 喉上神经
        - 舌下神经
      - 1 肌肉（二腹肌）

▼ 实训评分

评分内容		分值	得分（图示 1）	得分（图示 2）	合计
操作结果（100 分）	层次和内容	40 分			
	位置和毗邻	30 分			
	形态和比例	20 分			
	表达能力	10 分			

报告内容：

1. 图示下颌下腺与面动脉、面静脉、面神经下颌缘支、舌神经、舌下神经的毗邻关系，并画线标出名称。

2. 图示颈动脉三角的内容，指出颈外动脉结扎的部位及其毗邻关系，并画线标出名称。

作业

1. 颈部有几个分区？
2. 叙述下颌下三角的境界、下颌下腺及导管的结构特点及其毗邻的重要神经、血管、淋巴结。
3. 叙述颈动脉三角区的境界、层次、内容及临床意义。
4. 叙述颈动脉、静脉的走行及分布。
5. 颈总动脉分为颈内动脉和颈外动脉的部位是（　　）。

A. 平胸锁关节处　　B. 平甲状软骨上缘　　C. 平甲状软骨下缘

D. 平舌骨大角尖　　E. 平下颌角处

参考答案：

5.B　【解析】面颈部的血液供应主要来自颈总动脉和锁骨下动脉，颈总动脉在约平甲状软骨上缘处分为颈内动脉和颈外动脉。

（朱　星）

重点笔记

模块三

口腔组织病理学

序号	主要内容
1	任务 3.1　牙釉质
2	任务 3.2　牙本质、牙髓、牙骨质
3	任务 3.3　牙周组织
4	任务 3.4　口腔黏膜
5	任务 3.5　龋病
6	任务 3.6　牙髓病
7	任务 3.7　根尖周病
8	任务 3.8　牙周组织病
9	任务 3.9　口腔黏膜病
10	任务 3.10　口腔颌面部囊肿
11	任务 3.11　牙源性肿瘤
12	任务 3.12　涎腺肿瘤

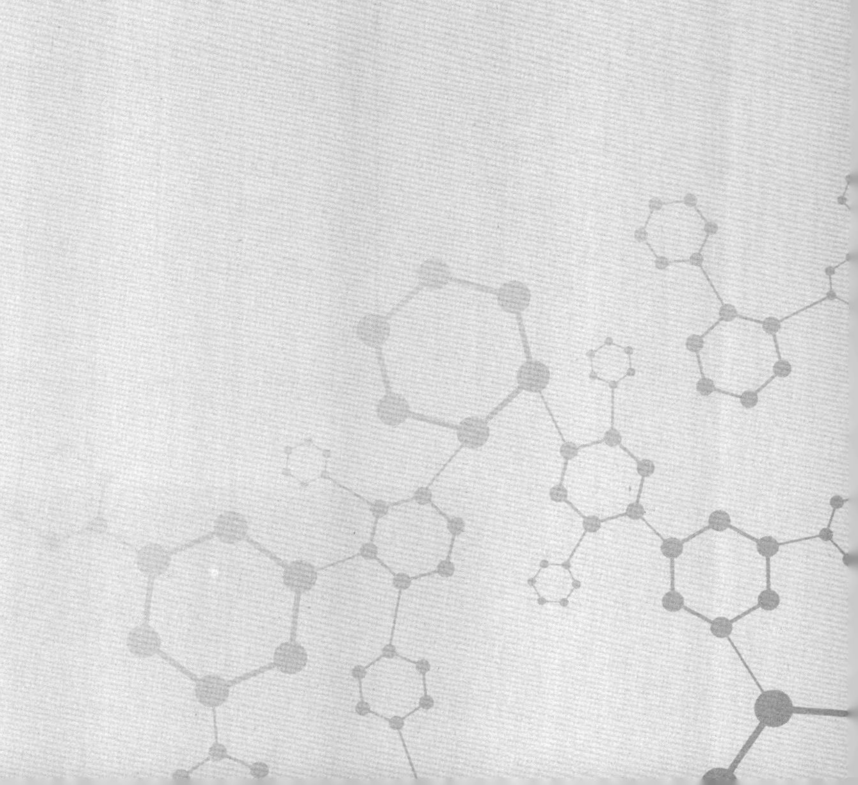

任务 3.1　牙釉质

实训目标

1. 能够说出牙釉质在牙体组织中的分布部位、厚度和组织学结构。
2. 能够说出釉柱方向和形态特点。
3. 能说出牙釉质中有机物集中的组织学特征。

▼ 实训内容

观察牙釉质纵断磨片、横断磨片和幻灯片。

▼ 实训用品

牙磨片，显微镜，幻灯片等。

▼ 方法和步骤

1. 肉眼观察　观察牙齿的整体形态，注意牙釉质的外形、分布、色泽及厚度变化。

2. 镜下观察。

（1）牙齿纵磨片：

①釉柱：细长的柱状结构，自釉牙本质界至釉质表面。在窝沟处，釉柱由釉牙本质界向窝沟底部集中，呈放射状。在牙尖处，釉柱自表面向牙尖处集中。在平滑面，釉柱为斜行排列。在牙颈部，釉柱为近水平排列。在釉柱上，可见与釉柱长轴垂直的横纹。

②绞釉：在牙切缘和牙尖处，近釉牙本质界处，釉柱走行弯曲并绞绕在一起，称为绞釉。

③釉质生长线：纵磨片上生长线在和牙本质界向外，沿着釉质形成的方向，在牙尖部形成环形排列，包绕牙尖。

④在纵磨片牙尖部的釉牙本质界处，可见釉质中的有机物集中区（釉板、釉丛、釉梭）。

⑤釉牙本质界：在釉质和牙本质的交界处不是一条直线，而是圆弧形的小凹连接，呈贝壳样的结构。

（2）牙齿横磨片：

①釉质生长线：横磨片上生长线呈深褐色同心圆样排列。

②进一步观察釉板、釉丛、釉梭：釉板，垂直于牙面的薄层板状结构；釉丛，起始于釉牙本质界，向釉质方向展开呈草丛状；釉梭，起始于釉牙本质界，伸入釉质的梭形或纺锤形样的结构。

③鱼鳞状釉柱：釉柱断面可见釉柱呈鱼鳞状排列。

④釉牙本质界：贝壳样的结构。

3. 观察釉质结构幻灯片。

▼ 知识要点

1. 釉质覆盖在冠部的牙本质表面，是人体中矿化最高和最硬的组织，可承担较大的咀嚼力。正常的釉质为半透明且富有光泽，呈乳白色或淡黄色。在切牙切缘和磨牙牙尖处较厚，为 2 ~ 2.5 mm，颈部渐薄。

2. 釉质基本组织结构是釉柱。釉柱是一种细长的柱状结构，起于釉质牙本质界，贯穿于釉质全层到达牙表面。在沟窝处，釉柱由釉质牙本质界向窝沟处集中，在近牙颈部则近乎呈水平状排列。外 1/3 釉柱较直，内 2/3 釉柱弯曲，在牙切缘、牙尖处绞绕弯曲明显，称为绞釉。

3. 釉质中存在一些矿化程度较差、有机质较为集中的区域，如釉质生长线、釉板、釉丛及釉梭等。

▼ 实训评分

评分内容		分值	得分	合计
釉质结构掌握评分表（100 分）	牙釉质纵断磨片：			
	生长线	20 分		
	釉牙本质界	20 分		
	釉丛	20 分		
	釉梭	20 分		
	釉板	20 分		

▼ 作业

简绘釉质纵磨片和横磨片结构图。

（闫沁远）

任务 3.2　牙本质、牙髓、牙骨质

实训目标

1. 能够描绘牙本质、牙骨质、牙髓的组织学结构。
2. 能够说出牙本质、牙骨质、牙髓的理化特性和临床意义。

▼ 实训内容

1. 观察牙齿纵断磨片、横断磨片。

2. 观察牙本质、牙髓、牙骨质组织学切片和灯片。

▼ 实训用品

牙磨片，显微镜，牙本质，牙髓，牙骨质组织学切片，幻灯片等。

▼ 方法和步骤

1. 肉眼观察　脱钙 H&E 染色切片：牙髓的髓腔、根管和根尖孔的形态。

2. 镜下观察。

（1）纵磨片：

①牙本质小管：贯通牙本质全层，自牙髓表面向釉牙本质界呈放射状排列。在牙颈部，小管弯曲呈“S”形。

②观察球间牙本质形态（多见于冠部）：大小不规则，边缘呈凹形，内可见牙本质小管穿行。

③观察托姆斯颗粒层的形态（多见于根部）。

④观察前期牙本质，在成牙本质细胞层和矿化的牙本质间未矿化的牙本质层。

⑤观察继发性牙本质，注意其形态和原发性牙本质的区别，二者之间有一个角度。

⑥观察无细胞牙骨质和有细胞牙骨质的分布。a. 无细胞牙骨质：层板样结构，无牙骨质细胞。b. 有

细胞牙骨质：层板样结构，可见牙骨质细胞。牙骨质细胞的细胞质突朝向牙周膜方向。

⑦观察牙颈部牙骨质和牙釉质的连接关系。

（2）横磨片：

①观察牙本质小管、管周牙本质和管间牙本质。

②观察牙本质小管的分支情况。

③观察球间牙本质。

（3）脱钙 H&E 染色切片：

①观察前期牙本质，在髓腔外周可见呈粉红色一致性的带即为前期牙本质。

②髓腔壁由外向内的细胞分层组织结构：成牙本质细胞层（高柱状），乏细胞层，多细胞层（星形或者梭形）。

③观察成牙本质细胞在髓腔各部（髓腔、根管口和根尖部）的细胞形态变化（高柱状→立方状、扁平状）。

3. 观察牙本质、牙髓组织幻灯片。

▼ 知识要点

1. 牙本质　构成牙的主体，牙本质中央的髓腔内充满牙髓组织。将牙本质和牙髓视为整体结构，称其为牙本质牙髓复合体。

（1）理化特性：硬度低于釉质，高于骨质。

（2）基本组织学构成：牙本质小管；成牙本质细胞突起；细胞间质。

（3）基本概念：生长线，托姆斯颗粒层，前期牙本质，原发性牙本质，继发性牙本质，修复性牙本质（第三期牙本质、反应性牙本质），透明牙本质，死区。

2. 牙髓。

（1）牙髓是牙体组织中唯一的软组织（疏松结缔组织），含有丰富的细胞成分和血管神经，具有形成牙本质、营养、感觉、防御和修复等的功能。

（2）牙髓的组织学层次：成牙本质细胞层，无细胞层，多细胞层，固有牙髓。

（3）牙髓中的细胞：成牙本质细胞，成纤维细胞（牙髓细胞），组织细胞，未分化的间充质细胞，树突状细胞，淋巴细胞。

（4）牙髓中的间质：纤维和基质。

3. 牙骨质　覆盖于牙根表面，淡黄色，牙颈部较薄，根尖和磨牙根分叉处较厚，硬度与骨组织类似，低于釉质和牙本质。

（1）牙骨质的分类：无细胞无纤维牙骨质，无细胞外源性纤维牙骨质，有细胞固有纤维牙骨质，无细胞固有纤维牙骨质，有细胞混合性分层牙骨质。

（2）组织学结构：板层状结构，分布不均匀的细胞和矿化的细胞间质，无哈佛管、血管及神经。

①牙骨质细胞：体积小，许多细小胞浆突起向牙周膜方向伸展，从牙周膜吸取营养，邻近的细胞突起可相互吻合。

②细胞间质：牙周膜成牙骨质细胞分泌的胶原纤维与牙根表面平行，主要构成细胞牙骨质内的纤维。牙周膜成纤维细胞产生的胶原纤维与牙根表面垂直并穿插于其中，又称穿通纤维，主要构成无细胞牙骨质的纤维。

（3）釉质牙骨质界：60% 为牙骨质少许覆盖在釉质表面；30% 为端端相接；10% 为两者不相接，该处牙本质露出，为牙龈所覆盖。

▼ 实训评分

评分内容		分值	得分	合计
牙本质、牙髓观察评分表（100 分）	牙本质、牙髓组织：			
	前期牙本质	20 分		
	成牙本质细胞层	20 分		
	乏细胞层	20 分		
	多细胞层	20 分		
	固有牙髓	20 分		

▼ 作业

简绘牙本质纵磨片图、牙髓组织结构图。

（闫沁远）

重点笔记

任务 3.3　牙周组织

实训目标

1. 掌握牙周组织的组织结构和功能；熟悉结合上皮和牙面的附着关系；了解牙槽骨的生物学特征。

2. 能够区分牙周膜主纤维束的排列及走行方向。

▼ 实训内容

1. 观察前牙唇舌向牙体牙周组织切片及幻灯片。

2. 观察磨牙近远中向牙体牙周组织切片及幻灯片。

▼ 实训用品

模型，牙周组织切片，显微镜，幻灯片等。

▼ 方法和步骤

1. 观察前牙唇舌向牙体牙周组织切片。

（1）肉眼观察牙龈沟的位置、牙周膜的厚度、固有牙槽骨的位置、骨密质和骨松质的分布。

（2）镜下观察（牙周组织脱钙 H&E 染色切片）：

①首先寻找龈沟底的位置，然后确定牙龈的牙龈上皮、龈沟上皮和结合上皮的位置。

②观察牙龈的牙龈上皮、龈沟上皮和结合上皮的结构特点，注意有无角化和上皮钉突。a. 牙龈上皮：复层鳞状上皮，有角化，有钉突，钉突细长。b. 龈沟上皮：复层鳞状上皮，无角化，有钉突。c. 结合上皮：复层鳞状上皮，无角化，无钉突。

（3）观察牙龈的固有层结构，由致密的结缔组织构成。其纤维束交织排列，根据排列的方向不同可分为以下几种。

①牙龈组：自牙颈部牙骨质至牙龈的固有层。

②龈牙组：在牙槽嵴顶至牙龈。

③环形组：为一小束纤维环绕牙颈部。

④牙骨膜组：自牙骨质至牙槽嵴和牙槽骨的骨膜。

⑤越隔组：位于两邻牙之间，分别包埋在两邻牙的牙骨质中。

（4）观察牙龈有无黏膜下层。

（5）牙周膜主纤维：

①牙槽嵴组：从牙槽嵴顶斜向牙颈部牙骨质。

②水平组：从牙骨质至牙槽骨，近乎水平分布。

③斜行组：从牙骨质斜向冠方至牙槽骨，此束纤维数量最多。

④根尖组：在根尖牙骨质至牙槽骨，呈放射状分布。

⑤根间组：从牙槽间隔顶至根分叉处的牙骨质。

（6）在牙周膜主纤维束之间的间隙组织为疏松的间质纤维，其中有血管、神经走行。

（7）观察成骨细胞和成牙骨质细胞形态。

（8）骨皮质结构：由密质骨组成。表面为平行的骨板，深部由哈佛系统构成。

（9）松质骨：由骨小梁和骨髓组成。注意骨小梁的排列方向，观察骨髓为红骨髓还是黄骨髓。

2. 观察磨牙近远中向牙周组织切片。

（1）肉眼观察：牙周膜的位置、牙槽骨的轮廓、骨密质和骨松质的分布、牙槽中隔与越隔纤维。

（2）镜下观察：越隔纤维和牙周膜纤维的根间组，其他组纤维观察同前牙唇舌向切片。

3. 观察牙周组织幻灯片。

▼ 知识要点

1. 牙龈　为包围和覆盖在牙颈部及牙槽嵴的口腔黏膜，在前庭和口腔舌侧与牙槽黏膜有明显分界，在腭侧与硬腭黏膜无明显分界。

（1）牙龈的表面解剖结构：游离龈、龈沟、附着龈、牙间乳头和龈谷。

（2）牙龈的组织结构：

①上皮：牙龈上皮、龈沟上皮和结合上皮。

②固有层：由致密结缔组织组成，具有高而长的结缔组织乳头。根据胶原纤维走行，可将其分为龈牙组、牙槽龈组、环行组、牙骨膜组、越隔组。

2. 牙周膜　为致密的结缔组织，位于牙根和牙槽骨之间，厚 0.15 ~ 0.38 mm，根中 1/3 最薄。牙周膜由细胞、基质和纤维组成，具有固定牙齿于牙槽窝、抵抗和调节牙齿承受的咀嚼压力的作用。

（1）牙周膜主纤维：可分为 5 组，即牙槽嵴组、水平组、斜行组、根尖组、根间组。

（2）牙周膜中的细胞：成纤维细胞、成牙骨质细胞、上皮剩余、成骨细胞和破骨细胞，以及未分化的间充质细胞。

（3）牙周膜的功能：具有支持功能、感觉功能、营养功能、形成功能。

3. 牙槽骨　为上、下颌骨包围和支持牙根的部分，可分为牙槽窝、牙槽嵴和牙槽中隔。

（1）牙槽骨组织学结构：固有牙槽骨、密质骨和松质骨。

（2）牙槽骨生物学特点：高度可塑性，人体骨骼最活跃的部分，增龄改变。

▼ 实训评分

评分内容		分值	得分	合计
牙周纤维观察评分表（100 分）	牙周组织：			
	牙槽嵴组	20 分		
	水平组	20 分		
	斜行组	20 分		
	根尖组	20 分		
	根间组	20 分		

▼ 作业

简绘牙周组织结构图。

（闫沁远）

重点笔记

任务 3.4　口腔黏膜

实训目标

1. 掌握口腔黏膜的一般组织结构。
2. 能够指出被覆黏膜、咀嚼黏膜和特殊黏膜的结构特点。
3. 能够说出口腔黏膜的功能。

▼ 实训内容

观察唇、舌、腭等口腔黏膜切片。

▼ 实训用品

唇、舌、腭等口腔黏膜切片，幻灯片，显微镜等。

▼ 方法和步骤

1. 口唇染色切片。

镜下特点：

（1）低倍镜下区分唇红部、唇黏膜和唇的皮肤部。

（2）唇黏膜上皮为无角化复层鳞状上皮，固有层为致密的结缔组织，黏膜下层可见腺体、血管、神经和肌肉。唇红黏膜上皮为角化的复层鳞状上皮，上皮下无腺体。

（3）唇腺为混合性腺体，以黏液细胞为主。

2. 舌背黏膜 H&E 染色切片。

镜下特点：

（1）舌背黏膜为复层鳞状上皮，无黏膜下层，固有层含大量的肌纤维。

（2）舌背丝状乳头：似毛刷状，表面有透明的角化细胞。

（3）菌状乳头为圆形头大颈细的突起。轮廓乳头体积大，矮柱状，周围有轮廓沟环绕。

（4）味蕾中可见亮细胞和暗细胞。亮细胞粗大，暗细胞细长。

3. 颊黏膜 H&E 染色切片。

镜下特点：

（1）复层鳞状上皮，无角化。

（2）固有层为致密结缔组织。

（3）黏膜下层厚，可见脂肪、腺体和肌肉。

4. 腭黏膜 H&E 染色切片。

镜下特点：

（1）硬腭黏膜为角化的复层鳞状上皮，固有层致密，无黏膜下层。

（2）软腭黏膜为无角化的复层鳞状上皮，固有层乳头短小，黏膜下层疏松。

知识要点

1. 上皮。

（1）角化的复层鳞状上皮：角化层、颗粒层、棘细胞层、基底层。

（2）无角化的复层鳞状上皮：表层、中间层、棘细胞层、基底层。

（3）非角质形成细胞：黑色素细胞、朗格汉斯细胞、梅克尔细胞。

2. 固有层。

（1）由致密结缔组织构成，分乳头层和网状层，乳头层含大量的毛细血管、神经末梢。

（2）基本成分为成纤维细胞和 I 型胶原。

3. 黏膜下层　由疏松结缔组织构成，内含腺体、脂肪、血管、淋巴管、神经。

实训评分

评分内容		分值	得分	合计
口腔黏膜观察评分表（100 分）	硬腭黏膜：			
	角化层	20 分		
	颗粒细胞层	20 分		
	棘细胞层	30 分		
	基底层	30 分		

作业

简绘舌背黏膜图。

（闫沁远）

任务 3.5　龋病

实训目标

1. 掌握釉质龋的病理变化，理解分层结构的发病机理。
2. 掌握牙本质龋的扩展方向和病理形态特点。

▼ 实训内容

观察早期釉质龋、牙本质龋的切片及幻灯片。

▼ 实训用品

幻灯片，龋齿切片，显微镜等。

▼ 方法和步骤

1. 大体标本。

（1）龋病的好发部位为殆面窝沟、邻面和牙颈部。

（2）釉质早期龋呈白垩色或者棕黄色斑，表面没有缺损；牙本质龋呈深棕色或者灰黑色，有深浅不等的龋洞。

2. 镜下内容。

（1）釉质早期龋磨片。

镜下观察：平滑面龋多呈底向外、尖向内的三角形及其他不典型的形态。窝沟龋损从窝沟侧壁开始，形成尖向外、底向内的三角形，口小底大，与平滑面龋的三角形方向相反。病变区常有黄褐色的色素沉积。

①表层：小孔占釉质容积的 5%，完整，钙化比病损体部高。

②病损体部：位于表层下，较为透明；釉质生长线、釉柱间质和横纹明显。（范围最广，脱

矿最严重，孔隙容积占 5% ~ 25%，孔隙均较大，树胶分子进入，较为透明）

③暗层：位于病损体部的深层，釉柱结构消失或者模糊不清，呈灰黑色或者暗黄色。（此层间隙增加，占釉质容积的 2% ~ 4%，脱矿与再矿化交替进行，形成新的微孔，空气进入，两者折光率相差较大，故呈混浊不透明区）

④透明层：位于暗层和正常釉质之间，比正常釉质透明，一般釉柱结构不清，约有 50% 的标本可见此层。（釉质晶体脱矿晶体间间隙增大，树胶的分子进入间隙，两者折光率相近，镜下呈透明状）

（2）牙本质龋纵磨片和脱钙纵切片。

镜下观察：

①呈三角形病损，可分为 4 层（从外向里）。a. 坏死崩解层：病损的最外层，在制片过程中大部分脱落或残留少量无结构的腐败组织。b. 细菌侵入层：牙本质小管里充满细菌，牙本质小管扩张弯曲或形成串珠状，可形成裂隙。c. 脱矿层：无细菌进入，局部脱矿，远端成牙本质细胞突起变性坏死，小管空虚，呈现黑色——死区形成。d. 透明层（硬化层）：变性的牙本质小管内有矿盐沉着，管腔被封闭，折光率与周围基质相似，故镜下呈透明状。

注：在牙本质龋脱钙纵切片上，仅可见腐败崩解层和细菌侵入层。

②修复性牙本质：龋损相对应的髓腔壁可见，牙本质小管数目减少，小管排列紊乱。

（3）观察釉质龋和牙本质龋的幻灯片。

▼ 知识要点

1. 釉质龋。

（1）平滑面龋：呈白垩色不透明，表面完好→黄色或棕色→病变扩大形成釉质龋洞。镜下可分 4 层：透明层、暗层、病损体部、表层。

（2）窝沟龋：损害从窝沟侧壁开始，形成尖向外、底向内的圆锥形损害。当龋到达釉牙本质界时，则病变沿釉牙本质界向四周扩展，形成潜行性龋。特点：口小底大，不易察觉。

2. 牙本质龋　由牙釉质（牙骨质）龋发展而来。

（1）特点：

①除无机晶体溶解外，还有有机物酶的破坏。

②病情发展快。

③牙髓牙本质复合体的防御性反应。

（2）病理：呈三角形病损。镜下可分 4 层：透明层、脱矿层、细菌侵入层、坏死崩解层。

3. 牙骨质龋。

（1）老年人多见，临床称为根龋。

（2）病程进展较快，可形成修复性牙本质。

（3）沿穿通纤维、生长线或层板结构进展。

实训评分

评分内容		分值	得分	合计
早期釉质平滑面龋观察评分表（100分）	早期釉质平滑面龋：			
	透明层	20分		
	暗层	20分		
	细菌侵入层	30分		
	坏死崩解层	30分		

作业

简绘牙本质龋结构图。

（闫沁远）

重点笔记

任务 3.6　牙髓病

实训目标

1. 掌握各种牙髓病的病理变化及相互关系。
2. 能够说出牙髓病的病因及主要临床表现。

实训内容

观察各类牙髓炎的病理变化。

实训用品

各类牙髓炎切片，显微镜，幻灯片等。

方法和步骤

1. 急性浆液性牙髓炎。

（1）牙本质龋：坏死崩解层和细菌侵入层。

（2）牙髓充血：位于髓角处，该处血管扩张充血，成牙本质细胞层消失，部分区域牙本质小管内有炎症细胞浸润。

（3）浆液渗出：渗出液积聚于牙髓纤维间。

（4）炎症细胞浸润：为少量中性粒细胞和淋巴细胞、浆细胞。

2. 急性化脓性牙髓炎。

（1）牙本质龋。

（2）牙髓脓肿，位于一侧髓角下方，中央为脓腔，腔内有脓液，部分在制片过程中流失，周围为脓肿壁，其中有急性和慢性炎症细胞浸润，血管扩张充血。

（3）脓肿冠方及附近成牙本质细胞消失，其余牙髓基本正常。

3. 慢性溃疡性牙髓炎。

（1）牙本质龋已穿髓。

（2）髓室顶仍有少量龋坏牙本质，髓室内肉芽组织，其中有较多的慢性炎症细胞浸润。

（3）根管内牙髓血管扩张充血，并伴有钙化。

4. 慢性增生性牙髓炎。

（1）肉眼观察：

①牙髓腔暴露。

②牙髓腔内充满肉芽组织，其毛细血管和纤维细胞增生，慢性炎症细胞浸润。

③肉芽组织浅表的部分区域可发生溃疡。

（2）镜下观察：

①增生物为肉芽组织，大量慢性炎细胞浸润，表面有复层鳞状上皮覆盖，局部可发生溃疡。

②肉芽组织深部为增生的纤维组织，炎细胞浸润明显减少。牙髓内成牙本质细胞层空泡性变及髓石形成。

5. 慢性闭锁性牙髓炎急性发作伴脓肿形成。

（1）牙本质龋损部分已经累及牙本质全层或已穿髓。

（2）髓角近龋损底部可见脓腔。

（3）脓肿周围炎性肉芽组织或者纤维组织包绕。

（4）牙髓血管扩张炎细胞浸润。

6. 成牙本质细胞层空泡性变。

镜下观察：成牙本质细胞体积变小，细胞间水疱将成牙本质细胞挤压成堆，状似稻草束。

7. 牙髓网状萎缩。

镜下观察：牙髓组织出现大小不等的空泡状间隙，牙髓细胞减少，增生的纤维呈网状。

8. 弥漫性钙化。

镜下观察：牙髓近根尖有弥漫性钙盐沉着，为紫色细砂状颗粒，部分颗粒相互融合。髓石则多见于髓室内。

▼ 知识要点

1. 牙髓充血。

（1）病因：

①生理性：牙齿发育期、牙根吸收期以及全身因素，如月经、妊娠、高空飞行时气压下降。

②病理性：是牙髓炎早期的表现。可由于细菌毒素或理化刺激（冷热、药物、备洞）而发生。

（2）病理改变：血管扩张充血呈树枝状，血浆渗出，组织水肿。

（3）临床表现：牙本质过敏，对温度刺激敏感，刺激去除，疼痛立即消失。

2. 牙髓炎。

（1）病因：

①细菌感染（最常见）→生物性。a. 龋病：发展到牙本质深层，细菌可进入牙髓→牙髓炎。b. 牙周炎：通过淋巴循环进入牙髓侧支。c. 裂缝综合征：牙齿上的微小裂隙引起的牙髓炎。

②物理：高速电钻或用砂石轮磨牙。

③化学：消毒窝洞的酚、硝酸银等。

（2）急性牙髓炎：

①临床表现：严重的自发性、阵发性和放射痛。

②病理。a. 早期：牙髓血管扩张，液体渗出，组织水肿，中性粒细胞浸润于病变区。b. 进展期：中性粒细胞在吞噬细菌变性坏死，释放蛋白溶解酶，将自身和坏死组织溶解而形成小脓肿。c. 晚期：炎症扩展到全部牙髓，大量中性粒细胞浸润，压力增加，牙髓组织液化坏死。

（3）慢性牙髓炎：

①临床表现：轻微的钝痛，有冷热刺激痛史。

②病理分型。a. 慢性闭锁性牙髓炎：有龋损或磨耗但未穿髓血管扩张充血，慢性炎细胞浸润，肉芽组织形成，有局限性脓肿。b. 慢性溃疡性牙髓炎：有较大穿髓孔的病例，牙髓组织暴露口腔。c. 慢性增生性牙髓炎：常发生在乳磨牙或第一恒磨牙。根尖孔大，穿孔大，慢性炎症性牙髓过度增生，向外突出，形成红色息肉（牙髓息肉）。

3. 牙髓坏死。

（1）牙髓坏死：

①未经治疗的急性或慢性牙髓炎的自然结局。

②病理改变：核固缩、核碎裂、核溶解，形成均匀红染的无结构物。

（2）牙髓坏疽坏死表现 + 特殊细菌感染：牙髓黑绿色改变，有臭鸡蛋气味。

4. 牙髓变性。

（1）成牙本质细胞层空泡性变：成牙本质细胞内和细胞间有液体积聚，形成水疱，挤压邻近成牙本质细胞，使体积缩小，严重时细胞消失，仅留一些水疱。

（2）牙髓网状萎缩：牙髓组织出现一些大小不等分散的空泡，空泡中充满液体，牙髓细胞减少，成牙本质细胞、血管、神经也消失，呈现一片充满液体的纤维网状结构。

（3）纤维性变：

①肉眼观察：牙髓苍白、坚韧。

②镜下观察：细胞减少，纤维增多，甚至细胞成分完全消失，仅留一些粗大的纤维束或形成均质性的玻璃样变。

（4）牙髓钙化：

①髓石形成→通常不引起临床症状。

②弥散性钙化。

5. 牙体吸收　分类：生理性——乳牙脱落；病理性——内吸收、外吸收。

（1）内吸收：原因不明。外伤使牙髓变为充血的肉芽组织，使髓腔面的前期牙本质和成牙本质细胞破坏，破骨细胞形成，引起腔壁从内向外吸收的过程。

镜下观察：牙本质髓腔面有不同程度的吸收，出现不规则的凹陷，可见破骨细胞。

（2）外吸收：从牙体部表面开始的吸收过程，主要发生在恒牙根部，多见于根尖周炎、根尖肉芽肿肿瘤、牙再植。

镜下观察：牙根吸收早期可见牙根表面牙骨质出现小凹陷，呈蚕食状，以后进行到牙本质。在凹陷内偶尔可见破骨细胞。

实训评分

评分内容		分值	得分	合计
牙髓病观察评分表（100分）	急性浆液性牙髓炎	20分		
	牙髓脓肿	30分		
	溃疡性牙髓炎	20分		
	增生性牙髓炎	30分		

作业

简绘慢性闭锁性牙髓炎急性发作伴脓肿形成图。

（闫沁远）

重点笔记

任务 3.7　根尖周病

实训目标

1. 掌握根尖肉芽肿、根尖囊肿和根尖脓肿的病理变化。
2. 以根尖肉芽肿为中心，深入理解与其他型根尖周炎的转化关系。
3. 能够说出根尖周病的病因和临床表现。

▼ 实训内容

观察各型根尖周病的切片及幻灯片。

▼ 实训用品

各型根尖周病的切片，幻灯片，显微镜等。

▼ 方法和步骤

1. 大体标本。

（1）根尖肉芽肿龋坏牙或残根根尖有一团暗红色软组织与牙根相连，表面光滑，实质性。

（2）根尖囊肿牙残根根尖部有一个囊性病灶，内表面光滑。

2. 镜下内容。

（1）根尖肉芽肿（脱钙 H&E 染色切片）。

镜下观察：

①残余根管内牙髓组织已崩解、坏死。

②根尖周附一个病灶，外周有纤维组织包绕，内为增生的肉芽组织，有大量淋巴细胞、浆细胞浸润，有时可见巨噬细胞以及成簇的泡沫细胞。

③有的肉芽肿内可见增生的鳞状上皮团块或者条索。

（2）根尖囊肿（H&E 染色切片）。

镜下观察：

①囊壁外层为环形排列的胶原纤维，其中有少量慢性炎细胞浸润。

②囊壁内层为复层鳞状上皮，多数有不规则增生，增生的上皮钉突可相互连接成网。

③若囊腔内容物存在，则为粉色无结构物质，有的囊壁内可见大量胆固醇晶体，少数可见透明小体。

（3）根尖脓肿（H&E 染色切片）。

镜下观察：

①脓肿中央为坏死液化组织和脓细胞，脓肿周围为炎性肉芽组织，其中散在中性粒细胞、淋巴细胞、浆细胞、巨噬细胞和新生的毛细血管。

②外周包绕着纤维结缔组织。

③若有瘘道形成，瘘道壁由炎性肉芽组成。

④根尖牙骨质和牙槽骨呈现不同程度的吸收，破骨细胞位于吸收陷窝内，胞浆红染，单核或多个核。

（4）观察根尖周病的病理幻灯片。

▼ 知识要点

根尖周病是发生在根尖周牙周膜、牙骨质、牙槽骨的疾病。常见病因有感染、创伤、化学刺激等。

1. 急性根尖周炎。

（1）来源：急性牙髓炎、慢性炎症急性发作。

（2）临床表现：患牙疼痛不敢咬合是其特征。

①早期：浮出感、早接触、咀嚼疼痛。

②晚期：自发性、持续性、搏动性痛，叩痛明显，可伴有全身不适，淋巴结肿大。

（3）影像学：X线示根尖区牙周膜稍增宽，无骨吸收。

（4）病理改变：

①早期：血管扩张充血，浆液渗出，组织水肿。

②晚期：细胞组织液化坏死形成脓肿，周围大量中心粒细胞浸润，边缘淋巴细胞、浆细胞、巨噬细胞浸润。

（5）转归：

①固有牙槽骨→骨膜下脓肿皮下蜂窝织炎→瘘管排脓（龋洞、深牙周袋）。

②慢性根尖周炎。

2. 慢性根尖脓肿。

（1）来源：急性牙槽脓肿、根尖肉芽肿。

（2）临床表现：无自觉症状或轻触痛，咀嚼无力，可分为有瘘型和无瘘型。

（3）影像学：X 线示骨质较疏松或吸收。

（4）病理改变：

①肉眼观察：患牙根尖区脓性分泌物覆盖，根尖粗糙不平。

②镜下观察：中央为脓腔，内含脓液。边缘大量急、慢性炎细胞浸润。牙骨质、牙槽骨有吸收。

相邻牙根尖部有炎症反应。

（5）转归：根尖肉芽肿，急性牙槽脓肿。

3. 根尖肉芽肿。

（1）来源：急、慢性根尖脓肿。

（2）临床表现：完全无症状；轻微疼痛，咀嚼不适，有叩痛。

（3）病理改变：

①肉眼观察：附着于根尖部的肉芽组织。

②镜下观察：新生毛细血管 + 成纤维细胞 + 炎细胞浸润。可见胆固醇结晶。可见泡沫细胞、多核巨细胞。局部可见上皮增生（上皮剩余、口腔黏膜上皮、结合上皮、呼吸道上皮）。

（4）转归：

①病灶扩大或缩小。

②急性牙槽脓肿、慢性根尖脓肿。

③形成根尖囊肿（上皮中心液化、上皮包绕肉芽组织液化、上皮被覆脓肿、脓液吸收）。

④致密性骨炎。

4. 根尖囊肿。

（1）影像学：X 线示根尖大小不等透射区。

（2）病理改变：

①肉眼观察：囊性肿物，连一死髓牙，囊液棕黄色、透明。

②镜下观察：囊液棕黄色透明状，胆固醇结晶；囊壁为复层鳞状上皮，上皮钉突呈网状增生，外层为纤维壁；炎细胞浸润；可见胆固醇结晶和含铁血黄素沉积。

▼ 实训评分

评分内容		分值	得分	合计
根尖周病观察评分表（100 分）	慢性化脓性根尖周炎	30 分		
	根尖肉芽肿	40 分		
	根尖周囊肿	30 分		

▼ 作业

简绘根尖肉芽肿图。

（闫沁远）

任务 3.8　牙周组织病

实训目标

1. 掌握牙周炎的病理变化，并结合病变熟悉其临床表现。
2. 熟悉牙龈病的类型和病理特点，以及慢性龈炎的病变范围。

实训内容

观察牙周炎近远中切片、X 线片。

实训用品

牙周炎近远中切片，X 线片，显微镜等。

方法和步骤

1. 慢性龈炎（脱钙 H&E 染色切片）。

镜下观察：

（1）炎症浸润范围主要局限龈沟底的游离龈部分，结合上皮增生，钉突伸长，龈沟内可见牙面附着牙石。

（2）上皮下固有层结缔组织内血管扩张、充血，炎细胞浸润，以中性粒细胞为主，还可见淋巴细胞和浆细胞。一般牙周膜和牙槽嵴不受侵犯。

2. 龈增生（H&E 染色切片）。

镜下观察：牙龈上皮下有大量成束的胶原纤维增生，上皮钉突细长，深入胶原纤维束中，炎症不明显。

3. 慢性牙周炎（脱钙 H&E 染色切片）。

镜下观察：

（1）和牙龈炎相比，结合上皮向根方移位，与牙面分离，有深牙周袋形成。袋壁上皮网状增生，固有层乳头较浅，血管扩张充血，慢性炎症细胞浸润，结合上皮向根方增殖，并出现上皮钉突。

（2）龈上及龈下多数可见牙石。牙龈表面上皮呈网状增生，固有层乳头较浅，血管扩张充血，慢性炎症细胞浸润。

（3）牙周韧带中有慢性炎症细胞浸润，越隔纤维、牙槽嵴纤维等主纤维束有不同程度的破坏。

（4）牙周炎全口 X 线片：牙体上附着少量牙石，牙槽骨呈水平型或垂直型吸收，牙周韧带间隙增宽。有时也可见牙骨质和牙本质吸收。

（5）炎症周缘区可见纤维组织增生，尤其当炎症静止时，增生的粗大纤维束更为明显，还可见牙骨质和牙槽骨的重新沉积。

▼ 知识要点

1. 牙龈病。

（1）慢性龈炎：根据发生部位不同，又称边缘性龈炎、牙龈乳头炎。

①病因：口腔细菌及其毒性产物，口腔不洁导致的软垢、牙石形成、食物嵌塞、不良习惯，以及不良修复体。

②临床表现：炎症水肿型、纤维增生型。

③病理：a. 炎症水肿型，牙龈纤维结缔组织水肿明显，大量淋巴细胞、中性粒细胞浸润，毛细血管增生、扩张、充血。b. 纤维增生型，上皮下纤维结缔组织增生成束，可见淋巴细胞及浆细胞浸润，毛细血管增生不明显。

（2）龈增生：

①病因：全身因素。青春期龈炎、妊娠期龈炎、药物性龈炎；蛋白质、叶酸、维生素 C 及微量元素的缺乏，遗传因素。

②临床表现：单个牙或多个牙区域牙龈组织增生。

③病理：纤维结缔组织增生。

（3）急性坏死性溃疡性龈炎：又称奋森龈炎、梭螺菌龈炎、战壕口炎。

①病因：主要发生于营养不良及口腔不洁的儿童，梭形杆菌、奋森螺旋体是主要的致病菌。

②临床表现：牙龈的龈缘及龈乳头坏死，灰白色假膜，口臭。

③病理：非特异性的炎症变化。龈沟液涂片可见大量的梭形杆菌和奋森螺旋体等微生物。

2. 牙周炎。

（1）病因：

①牙菌斑为牙周炎的始动因子。

②牙菌斑的形成与附着。

③牙龈卟啉单胞菌。

（2）发病机制：

①牙菌斑的作用。

②中性多核白细胞的作用。

③细胞因子的作用。

④全身性易感因素：遗传诱因、全身性疾病、内分泌功能紊乱、吸烟、口腔卫生不良、营养障碍及高度紧张。

（3）临床表现：牙周溢脓、牙松动、口臭、牙伸长，严重者可发生牙脱落。

（4）病理：

①牙周炎的发展过程：始发期、早期病变、病损确立期、进展期。

②牙周炎的病理变化：a. 活动期牙周炎的病理变化：牙面上可见不同程度的菌斑、软垢及牙石堆积。牙周袋内有大量炎性渗出物、免疫球蛋白及补体等成分。沟内上皮出现糜烂或溃疡，一部分上皮向结缔组织内增生呈条索状或网眼状，大量炎症细胞浸润。结合上皮向根方增殖、延伸，形成牙周袋，有密集的炎细胞浸润。沟内上皮及结合上皮下方的胶原纤维水肿、变性、丧失，大部分被炎细胞取代。牙槽骨出现活跃的破骨细胞性骨吸收陷窝，牙槽嵴顶及固有牙槽骨吸收、破坏。牙周膜的基质及胶原变性、降解，牙周膜间隙增宽。深牙周袋致使根面的牙骨质暴露，可见牙石与牙骨质牢固地附着。b. 静止期牙周炎（修复期）的病理变化：炎症明显减少，有大量新生的纤维结缔组织。牙槽骨的吸收呈静止态，也可见类骨质或新骨质形成。牙根面被吸收的牙骨质也出现新生现象。

实训评分

评分内容		分值	得分	合计
牙周组织病观察评分表（100分）	牙石	20分		
	牙周袋	30分		
	牙槽骨	20分		
	X线片	30分		

作业

简绘慢性牙周炎图。

（闫沁远）

重点笔记

任务 3.9 口腔黏膜病

实训目标

1. 掌握口腔黏膜病常见的基本病理变化。

2. 掌握常见口腔黏膜病，如白斑、扁平苔藓、慢性盘状红斑狼疮、天疱疮、复发性口腔溃疡等的病理特点。

实训内容

观察常见口腔黏膜病的切片及幻灯片。

实训用品

白斑切片，天疱疮切片，扁平苔藓切片，慢性盘状红斑狼疮切片，口腔黏膜病幻灯片，显微镜等。

方法和步骤

1. 大体标本。

（1）颊黏膜疣状白斑：黏膜表面粗糙，乳白色，切面黏膜呈乳头状突起，基底部界限清楚。

（2）白斑癌变：在白斑基础上有菜花样增生突起，或者高低不平、形态不规则的溃疡出现。

2. 镜下内容。

（1）口腔黏膜良性过角化（H&E 染色切片）。

镜下观察：

①上皮表层过度正角化（角质层增厚），粒层明显，有 3 ~ 4 层细胞厚，胞浆含大量嗜碱性颗粒。

②棘层增生（程度不等），基底层细胞排列整齐，与结缔组织交界面平坦。

③固有层有散在的淋巴细胞、浆细胞浸润。

（2）颊黏膜白斑（H&E 染色切片）。

镜下观察：

①上皮表层过度角化（完全、不全或混合角化），粒层明显，有 3 ~ 4 层细胞厚，胞浆含大量嗜碱性颗粒。

②棘层增生（程度不等），上皮钉突伸长变粗，可呈乳头状突起，上皮层内具有不同程度的异常增生。

③固有层淋巴、浆细胞浸润。

3. 白斑癌变（H&E 染色切片）。

镜下观察：

（1）在黏膜白斑的基础上出现鳞状细胞癌，增生的癌细胞突破基底膜伸入结缔组织内形成癌巢。

（2）可见黏膜白斑到鳞状细胞癌的移行变化。

4. 扁平苔藓（H&E 染色切片）。

镜下特点：

（1）上皮表层不全角化或过度正角化，颗粒层明显或者不明显。

（2）棘层增生或萎缩，上皮钉突常呈锯齿状。

（3）部分基底细胞层有液化变性，细胞内和细胞间出现水疱，严重时形成基层下疱。

（4）固有层浅层可见密集淋巴细胞呈带状浸润，基底膜界限不清。

（5）在基底层或黏膜固有层有时可见胶样小体。

5. 寻常性天疱疮（H&E 染色切片）。

镜下特点：

（1）棘层松解，上皮内疱，分疱顶和疱底，如果疱顶破裂脱落，仍可见疱底。

（2）疱底可见乳头向上的绒毛状突出，乳头表面覆盖一层基底细胞。

（3）疱腔内可见单个或者成团的棘细胞，即“天疱疮细胞”，具有细胞大、核大、核周空晕的特点。

（4）固有层淋巴细胞浸润。

6. 慢性盘形红斑狼疮（H&E 染色切片）。

镜下特点：

（1）上皮萎缩变薄。

（2）表层过度角化或不全角化，部分区域可见角质栓。

（3）粒层明显，棘层萎缩。

（4）基底细胞液化，上皮和固有层间形成小的裂隙或小疱。

（5）有层胶原纤维可见纤维素样变性及血管周围炎。

7. 观察口腔黏膜病病理幻灯片。

▼ 知识要点

1. 白斑。

（1）概念：指口腔黏膜表面以白色为主的病变（擦不掉的白色斑点或斑块），不具有其他任何可定义的损害特征（在临床和病理上均不能诊断为其他疾病），一些口腔白斑病将转化为癌（为癌前病变）。

（2）病因：局部的长期刺激。

（3）临床特征：

①发病率：白斑占口腔黏膜癌前病变的 85%。

②好发年龄和性别：> 40 岁；男性（70%）。

③好发部位：颊、舌最多。

④临床分型：均质型和非均质型（疣状型、颗粒型、溃疡型）。

（4）病理改变：

①上皮增生，过度角化（完全、不全或混合角化）。

②不伴或伴有（5% ~ 25%）上皮异常增生。

③固有层淋巴、浆细胞浸润。

④鉴别诊断；红斑（红白斑）、良性过角化（白角化病）、扁平苔藓、慢性盘状红斑狼疮、白色海绵状痣、白色水肿及口腔黏膜下纤维化等。

（5）预后：

①白斑的癌变率为 3% ~ 5%。

②癌变相关因素。a. 特发性（无明确原因）：青年女性，特别是其中不吸烟者易癌变。b. 吸烟习惯：倒吸烟者易癌变。c. 伴白色念珠菌感染者易癌变。d. 病损部位：舌腹、口底者易癌变。

2. 扁平苔藓。

（1）病因：不明，与感染、药物、精神因素、遗传有关，可能为 T 细胞功能降低。

（2）临床表现：

①发病率：0.5% ~ 0.7%。

②好发年龄和性别：中年，女性 > 男性。

③好发于颊黏膜，对称性，白色网状或线状条纹，舌背灰白色。皮肤病变为丘疹，中心凹陷，四肢屈侧，瘙痒。

（3）病理改变：

①角化不全，棘层增生（白区）。

②无角化，棘层萎缩（红区）。

③上皮钉突锯齿状。

④基底细胞液化——基层下疱。

⑤固有层“淋巴细胞浸润带”。

⑥胶样小体。

3. 慢性盘状红斑狼疮。

（1）病因：自身免疫性疾病（感染、药物），属结缔组织病（胶原病）的一种。

（2）临床表现：

①皮肤：面部蝴蝶斑，手背等处圆形红色斑块，覆鳞屑，其下为扩大毛囊，有角质栓，经久转为褐色。

②口腔：唇颊黏膜红斑、糜烂、出血，唇红部结痂，黏膜侧出现细小放射性白纹。

（3）病理表现：

①角化过度，角化不全，“角质栓”形成。

②粒层明显。

③棘层萎缩。

④基底细胞液化，上皮下裂或小疱。

⑤上皮钉突延长。

⑥固有层改变：a.胶原纤维肿胀，断裂，均质化——纤维素样变性。b.血管扩张，不规则，内有血栓，周围纤维素样物质沉积，炎细胞浸润——血管周围特殊性炎。

⑦基底膜区有线状免疫荧光带。

⑧基底膜 PAS 阳性。

4. 天疱疮。

（1）病因：自身免疫性疾病。

（2）临床表现：

①全身性皮肤、黏膜大疱性疾病，反复发作疼痛，预后差。

②皮肤分型：寻常型、增殖型、落叶型、红斑型。

③口腔黏膜：只见于寻常型、常首发。a.症状：大疱→破溃→糜烂（此起彼伏）。b.体征：周缘扩展现象；Nikolsky 征（尼氏征）阳性。

（3）病理改变：

①棘层松解，上皮内疱。

②游离棘细胞形成“天疱疮细胞”：细胞大，核大，核周空晕。

③乳头向上呈绒毛状突出于疱底，乳头表面覆盖基底细胞。

④固有层淋巴细胞浸润。

⑤直接荧光免疫检查，天疱疮细胞周围有翠绿的荧光环（免疫球蛋白）。

5. 复发性阿弗他溃疡。

（1）病因：不明，有家族史。

（2）临床表现：溃疡好发硬腭以外黏膜，疼痛明显，可自愈，反复发作。

（3）病理特点：上皮水肿或上皮下疱，非特异性溃疡，表面纤维素渗出，深面炎细胞浸润。

▼ 实训评分

评分内容		分值	得分	合计
口腔黏膜病观察评分表（100 分）	口腔黏膜白斑	30 分		
	扁平苔藓	30 分		
	慢性盘状红斑狼疮	20 分		
	天疱疮	20 分		

▼ 作业

简绘白斑或扁平苔藓图。

（闫沁远）

任务 3.10　口腔颌面部囊肿

实训目标

掌握牙源性囊肿的发生和病理变化。

▼ 实训内容

1. 含牙囊肿。

2. 黏液囊肿。

▼ 实训用品

含牙囊肿切片，黏液囊肿切片等。

▼ 方法和步骤

1. 含牙囊肿。

（1）大体标本：内含牙冠，囊壁附着于釉牙骨质界处。囊壁包绕着牙颈部，囊内可见一牙冠，多为卵圆形单房，囊壁内表面光滑，内容物为淡黄色液体（已流失）。

（2）镜下特点：

①囊壁衬里上皮由 2 ~ 4 层扁平状或矮立方状细胞构成，厚薄均匀，为无角化、无上皮钉突的复层鳞状上皮。

②囊壁外层为环形排列的纤维组织。

③若伴有感染，衬里上皮增厚，出现上皮钉突、囊壁内较多的慢性炎细胞浸润。

2. 黏液囊肿。

（1）囊肿表面有正常口腔黏膜，其下方有一囊腔。

（2）囊壁由炎性肉芽组织构成或者纤维组织构成，无衬里上皮，其中毛细血管扩张充血，并有少量炎症细胞浸润。

（3）囊腔内充满吞噬黏液的泡沫状细胞。

▼ 知识要点

含牙囊肿：包含一个未萌出牙齿的牙冠囊壁附于其牙颈部，衬里上皮具缩余釉上皮特征的囊肿。

（1）组织发生：釉质未成熟时成釉器内星网层退变、液体聚集而成；发育成熟的牙釉质与缩余釉上皮之间液体聚集而成。

（2）临床特征：发病率为 14% ~ 17%（占颌骨囊肿的 20%），为最常见的发育性牙源性囊肿；好发于 10 ~ 39 岁，男女比为 1.6 ∶ 1；最多见于下颌第三磨牙区；X 线片示界清的放射透光区，其中含有牙冠；常无症状，合并感染时可伴疼痛。

（3）病理特征：

①大体：囊肿内含牙冠，囊壁附着于釉牙骨质界处。

②镜下：囊肿衬里具缩余釉上皮特征，由 2 ~ 4 层扁平状或矮立方状细胞构成，为无角化、无上皮钉的复层鳞状上皮，可见黏液细胞或纤毛柱状细胞，偶见皮脂腺细胞，可有区域性角化（多为正角化）；纤维囊壁内有时可见牙源性上皮岛或上皮条索等。继发感染时，上皮增生，上皮钉突明显，囊壁内炎细胞浸润。

（4）预后：很少复发，偶可转变为成釉细胞瘤，或发生上皮异常增生，甚至癌变。

▼ 实训评分

评分内容		分值	得分	合计
口腔颌面部囊肿观察评分表（100 分）	含牙囊肿	50 分		
	黏液囊肿	50 分		

▼ 作业

简绘含牙囊肿图。

（闫沁远）

任务 3.11 牙源性肿瘤

实训目标

1. 掌握常见的牙源性肿瘤的病理特点。
2. 熟悉常见牙源性肿瘤的临床特点及生物学行为。

▼ 实训内容

1. 成釉细胞瘤。
2. 牙源性角化囊性瘤。
3. 混合性牙瘤。

▼ 实训用品

常见牙源性肿瘤切片，显微镜等。

▼ 方法和步骤

1. 大体标本。

（1）成釉细胞瘤肿瘤：使颌骨呈梭形或球形膨隆，骨皮质变薄甚至穿破，有的已看不到颌骨。切面见肿瘤呈多囊状，实质部分呈灰白色。肿瘤无明显包膜，常使牙齿移位或脱落。

（2）牙源性角化囊性瘤：肿瘤多位于下颌后牙区的颌骨内。囊肿使颌骨呈梭形或者不规则形膨隆，骨壁变薄。剖面见囊中为多房或单房状，内容物为黄白色角化物或稀释的液体，囊壁较薄。

（3）混合性牙瘤：为一团钙化的硬组织，表面不规则，凸凹不平，剖面见白色和浅黄色相间，这些是不成形的牙釉质、牙本质和牙骨质。

2. 镜下内容。

（1）成釉细胞瘤：

①肿瘤实质为滤泡状或条索状排列的上皮团，外周为柱状或立方状的细胞，单层栅栏状排列，

细胞核远离基底膜（极性倒置），类似于成釉器的成釉细胞。中央细胞类似成釉器的星网层，由多边形细胞彼此疏松连接而成。

②上皮细胞团可发生囊性变、颗粒样变和鳞状上皮化生。依据牙源性上皮组织学特点和细胞形态，进一步分型。

③在滤泡型成釉细胞瘤中可见肿瘤性牙源性上皮细胞岛内出现囊性变，形成滤泡样的结构。

④丛状型成釉细胞瘤中肿瘤性上皮呈条索状，互相连接呈网状，条索的两侧由立方状或柱状成釉细胞样细胞构成，中央类似星网层的细胞较少。结缔组织间质常发生囊性变。

⑤颗粒细胞型成釉细胞瘤中可见肿瘤，上皮岛中央区域中可见成片含有大量嗜酸性颗粒的上皮细胞。

（2）牙源性角化囊性瘤：

①肿瘤衬里上皮类似复层鳞状上皮，较薄，5 ~ 10 层，一般无上皮钉突。

②上皮表层有角化，呈波浪状。

③棘层较薄。

④基底层排列整齐，立方形或低柱状， 核远离基底膜（极性倒置）。

⑤在纤维囊壁中可见子囊或者牙源性上皮岛。

3. 混合性牙瘤。

①肿瘤周围有不完整的包膜。

②肿瘤中釉质、牙本质、牙骨质和牙髓排列紊乱。

③釉质紫红色，横切面鱼鳞状，纵切面纤维状。

④牙本质红色和暗红色，可见牙本质小管。

⑤牙骨质红色，其边缘有深紫色的反折线。

⑥牙髓与牙乳头组织相似，有时表面可见成牙本质细胞。

⑦还可见牙源性上皮，有的呈成釉器样，有的呈条索状。

▼ 知识要点

1. 牙源性角化囊性瘤。

（1）临床和影像学特征：

①牙源性角化囊性瘤早期自觉症状不明显，随后可表现为颌骨膨大、面部畸形，乒乓感。如伴有感染，则会出现疼痛、肿胀、牙槽溢脓及窦道或瘘口形成。病变较大时，可引起病理性骨折或神经麻木（下唇或牙感觉异常）、复视（因眶底上抬，眼球移位）等。

②影像学可见单囊或多囊放射透光区，边界呈扇贝形，可清楚也可模糊，相关牙根较少发生吸收，25% ~ 43% 的病例可含牙。

（2）组织病理特点：

①大体：肿瘤剖面呈单囊或多囊，内容物为黄白色角化物或淡黄色血性液体。穿刺细胞学涂片可见淡褐色或棕黄色含有胆固醇晶体、角化物质及较多巨噬细胞的囊液。

②镜下：肿瘤衬里上皮类似复层鳞状上皮，由 5 ~ 10 层上皮细胞组成。上皮表面有呈小波浪或皱纹状的角化层，多为不全角化。棘细胞层薄，常呈细胞水肿。基底层为柱状或者立方状细胞，栅栏状排列，核远离基底膜（极性倒置）。上皮一般无钉突，与上皮下纤维层连结较平坦。在纤维囊

壁中可见子囊或者牙源性上皮岛。

（3）治疗和预后：牙源性角化囊性瘤术后复发率较高，为 25% ~ 60%。复发的可能原因：

①肿瘤壁薄，易碎。

②沿骨小梁间隙生长。

③牙源性上皮岛及子囊。

④牙板上皮剩余或口腔黏膜再发。

2. 成釉细胞瘤。

（1）临床和影像学特征：

①发病年龄集中在 30 ~ 50 岁，青壮年好发，80% 以上的成釉细胞瘤发生在下颌骨，其中 70% 发生在磨牙后区，常波及升支。

②成釉细胞瘤通常无症状，直至颌骨膨隆较为明显时才被发现。

③影像学上，成釉细胞瘤表现为圆形、蜂窝状，多囊状放射透光区边界清晰，有时也可表现为多结节样。

（2）病理：

①主要类型：a. 滤泡型成釉细胞瘤，最常见。在结缔组织基质中可见孤立性的岛状上皮细胞团。这些上皮团周边细胞呈立方状或柱状，单层栅栏状排列，细胞核远离基底膜（极性倒置），类似于成釉器的成釉细胞；中央细胞类似成釉器的星网层，由多边形细胞彼此疏松连接而成，可囊性变，形成滤泡样的结构。b. 丛状型成釉细胞瘤，较常见。肿瘤上皮呈条索状，互相连接呈网状，条索的两侧由立方状或柱状成釉细胞样细胞构成，中央类似星网层的细胞较少。结缔组织间质常发生黏液样变性或液体聚集形成囊腔（囊性变）。

②主要类型中的细胞变异：a. 棘皮瘤型成釉细胞瘤，在肿瘤上皮岛中央出现广泛鳞状化生，有时可见角化，常出现在滤泡型成釉细胞瘤中。b. 颗粒样成釉细胞瘤，较为罕见。通常形成滤泡样结构，但上皮细胞尤其是位于肿瘤上皮岛中央区域中可见成片含有大量嗜酸性颗粒的上皮细胞。

③其他变异：促结缔组织增生型成釉细胞瘤，基底细胞型成釉细胞瘤，角化型成釉细胞瘤。

④单囊型成釉细胞瘤：根据上皮生长特点，单囊型成釉细胞瘤可分为 3 个亚型，即单囊型成釉细胞瘤、丛状型单囊性成釉细胞瘤、壁型成釉细胞瘤。

治疗和预后：复发率低。

⑤周边型成釉细胞瘤：局限于牙龈或牙槽黏膜内。

3. 牙瘤。

（1）临床和影像学特征：

①牙瘤有自限性，大多数 < 3 cm，常见于儿童和年轻人。牙瘤可分为混合型和组合型。

②影像学表现：为不规则放射阻射影像（实性团块或形态、数目不一的牙样物堆积），境界清楚，周围包绕一个狭窄的放射透光带，常伴阻生牙、牙移位等。

（2）组织病理特点：

①组合型牙瘤：由许多牙齿样结构组成，牙的形态多呈畸形，牙釉质、牙本质、牙骨质和牙髓组织结构排列同正常牙。

②混合型牙瘤：牙釉质、牙本质和牙骨质混乱排列，无典型牙齿结构。

▼ 实训评分

评分内容		分值	得分	合计
牙源性肿瘤观察评分表（100分）	成釉细胞瘤	40分		
	牙源性角化囊性瘤	40分		
	混合性牙瘤切片	20分		

▼ 作业

简绘成釉细胞瘤图。

（闫沁远）

重点笔记

任务 3.12　涎腺肿瘤

实训目标

1. 掌握常见涎腺肿瘤的病理变化和生物学特性。
2. 熟悉常见涎腺肿瘤的临床特点。

▼ 实训内容

1. 涎腺多形性腺瘤。
2. 腺样囊性癌。
3. 黏液表皮样癌。

▼ 实训用品

涎腺多形性腺瘤切片，黏液表皮样癌切片，腺样囊性癌切片等。

▼ 方法和步骤

1. 大体标本。

（1）涎腺多形性腺瘤：肿瘤大小不等，表面呈结节状或分叶状，多数有包膜，切面大部分呈灰白色实质性。可见半透明胶冻状区和浅蓝色软骨样区，有的可见大小不等的囊腔。

（2）腺样囊性癌：肿瘤包膜不完整但周界清楚，切面坚实均匀。

（3）黏液表皮样癌：肿瘤中有许多大小不等的腔隙。

2. 镜下特点。

（1）涎腺多形性腺瘤：

①肿瘤表面有纤维包膜，其外有腮腺组织，伴有慢性炎症。

②肿瘤上皮：立方形、柱状、梭形、扁平形，有的排列成腺管样，管腔内有嗜伊红的分泌物，

有的排列成片状、条索状或散在分布。

③黏液样组织：组织比较疏松，色淡，其中散在的有星形细胞或梭形细胞。

④软骨样组织：与黏液样组织相互移行，呈均质状，色淡，其中散在的上皮细胞被包埋在均质状的组织中，细胞周边有空晕似软骨细胞。

（2）黏液表皮样癌：

①肿瘤由黏液细胞、表皮样细胞和中间细胞组成。黏液细胞为柱状或杯状，胞浆泡沫状，核位于基底。a. 表皮细胞：似鳞状上皮细胞，间桥少见；b. 中间细胞：似基底细胞，体积较小，胞浆少且核深染。

②根据肿瘤中黏液细胞的多少以及细胞形态特点，进行组织学分型：a. 高分化黏液表皮样癌，黏液细胞 > 50%，表皮细胞分化良好，中间细胞少，核异型及核分裂少；b. 低分化黏液表皮样癌，黏液细胞 < 10% 表皮样细胞、中间型细胞呈团块状，核异型明显，核分裂多，透明细胞可见；c. 中分化黏液表皮样癌，10% < 黏液细胞 < 50%，中间细胞、表皮样细胞多，细胞有异型，核分裂少。

③间质可发生玻璃样变、淋巴细胞浸润、胆固醇结晶和异物巨细胞等。

（3）腺样囊性癌：

①肿瘤细胞包括腺上皮细胞和肌上皮细胞。a. 腺上皮细胞，为圆形或椭圆形，浆红，核空泡状，核仁明显。b. 肌上皮细胞，细胞大，圆形，浆空泡状，核深染。

②根据肿瘤的组织结构特点，可将其分为两型：a. 腺样（筛孔）管状型，在筛孔结构中瘤细胞排列成大的团块，团块内含大小不等的囊性腔隙“藕断面样”；在导管样结构中，其内衬为腺上皮细胞，外层为肌上皮细胞。b. 实性型（基底细胞样型），肿瘤细胞成实性团片，小筛孔很少，中央常坏死、囊性变，间质中有丰富的透明样基质。

③肿瘤细胞可以浸润黏液腺、肌肉、神经和脂肪组织等。

▼ 知识要点

1. 涎腺多形性腺瘤。

（1）临床特点：

①一般资料：占涎腺上皮性肿瘤的 52%，占涎腺良性肿瘤的 88%；40 岁多见，女性 > 男性。

②好发部位：腮腺、下颌下腺、腭腺。

③症状体征：无痛性肿块，生长缓慢，0.5 ~ 10 cm，结节状，能活动，表面光滑。

（2）病理改变：

①大体：大小不等，结节状，包膜较完整，边界清楚，切面实性，灰白色，质中。

②镜下观察：a. 腺管结构，腺上皮 + 肌上皮构成，管腔内有 PAS（+）物质；b. 上皮细胞成团片、条索散在分布，以肌上皮细胞为主，细胞梭形、多角形、浆细胞样，界限不清，细胞间有透明样物质，有时可混杂少许腺上皮细胞，常有鳞化；c. 黏液样组织（基质）；d. 软骨样组织（基质）。

（3）生物学特点：

①良性，生长慢，易复发。

②少数癌变。

（4）组织发生：黏液软骨样基质和上皮成分均来自肿瘤性肌上皮细胞的“多向分化”。

2. 腺样囊性癌。

（1）临床表现：

①一般资料：占涎腺上皮性肿瘤的 11%，占涎腺恶性肿瘤的 27%；40 ~ 60 岁多见，女性 > 男性；小涎腺多于大涎腺。

②好发部位：硬腭 40%，腮腺 16%。

③症状体征：腭部易溃疡，易出现神经症状。

（2）病理改变：

①大体：圆形或结节状，0.5 ~ 10 cm，2 ~ 4 cm 多见，无包膜，边界不清，灰白实性，部分有囊。

②镜下观察：

A. 基本成分：肿瘤性腺上皮和肌上皮。a. 腺上皮：圆形或椭圆形，浆红，核空泡状，核仁明显。b. 肌上皮：细胞大，圆形，浆空泡状，核深染。

B. 分型：a. 腺样（筛孔）管状型，筛孔结构为瘤细胞排列成大的团块，每个团块内含大小不等的囊性腔隙"藕断面样"，腔内容物边缘嗜碱性，中央嗜酸性，两者间细颗粒状（圆柱瘤）。导管样结构内衬腺上皮，外为肌上皮。肿瘤细胞排列成条索或片状。b. 实性型（基底细胞样型），肿瘤细胞成实性团片，小筛孔很少，中央常坏死、囊性变。

（3）生物学特点：

①浸润性生长，有围绕纤维、血管生长倾向。

②淋巴道、血道转移较少见。

③腺样管状型预后好。

④肿瘤 < 2 cm 预后好，10 年生存率 50% 以上。

3. 黏液表皮样癌。

（1）临床特点：

①一般资料：占涎腺上皮性肿瘤的 12%，占涎腺恶性肿瘤的 30%；30 ~ 50 岁多见，儿童也常见。

②好发部位：腮腺 > 腭腺 > 磨牙后腺。

③症状体征：病程长，无痛性包块，活动度较差（高分化）。疼痛、溃疡、面瘫（低分化）。

（2）病理改变：

①大体：无完整包膜，与正常组织分界不清，2 ~ 5 cm，切面灰白色，含大小不等的黏液小囊。

②镜下观察。

A. 基本组成：a. 黏液细胞，柱状、杯状、胞浆泡沫状，核位于基底。b. 表皮细胞，似鳞状上皮细胞，间桥少见。c. 中间细胞，似基底细胞，位于黏液细胞层下。上述 3 种细胞之间有过渡现象。

B. 组织学类型：a. 高分化黏液表皮样癌，黏液细胞 > 50%，表皮细胞分化良好，中间细胞少，核异型及核分裂少。b. 低分化黏液表皮样癌，黏液细胞 < 10%，表皮样细胞、中间型细胞呈团块状，核异型明显，核分裂多，透明细胞可见（PAS 消化后阴性）含糖原。c. 中分化黏液表皮样癌：10% < 黏液细胞 < 50%，中间细胞、表皮样细胞多，细胞有异型，核分裂少。

（3）生物学特点：浸润性生长，复发率高，低分化型常有淋巴道转移。

▼ 实训评分

评分内容		分值	得分	合计
涎腺肿瘤观察评分表（100分）	涎腺多形性腺瘤	40分		
	黏液表皮样癌	30分		
	腺样囊性癌	30分		

▼ 作业

简绘多形性腺瘤图。

（闫沁远）

重点笔记

模块四

口腔材料学

序号	主要内容
1	任务 4.1　口腔材料见习
2	任务 4.2　印模材料和模型材料的调拌及流动性实验
3	任务 4.3　义齿基托树脂的固化实验
4	任务 4.4　水门汀调和实验

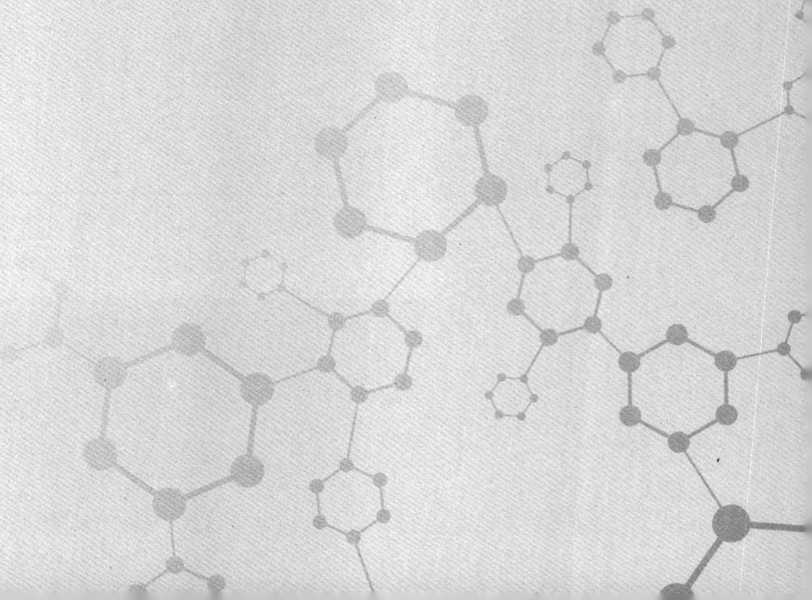

任务 4.1　口腔材料见习

实训目标

1. 熟悉各类口腔材料的名称及临床分类。
2. 了解临床各科室常用材料的基本特点。
3. 建立对口腔材料的直观印象，便于课堂讲解。

▼ 实训用品

1. 各类口腔材料。

（1）口腔修复材料：藻酸盐印模材料、硅橡胶印模材料、牙科用蜡、石膏、成品树脂牙、义齿基托树脂、烤瓷粉、铸造合金、各类金刚砂车针、研磨和抛光材料。

（2）口腔正畸材料：牙釉质粘接剂、正畸钢丝、结扎丝、各类托槽、成品镍钛丝。

（3）口腔内科材料：各类水门汀、银汞合金、复合树脂。

（4）口腔外科材料：种植钉等。

2. 器械　石膏调拌刀、橡皮碗等。

▼ 方法和步骤

1. 教师按临床科室分类，讲解常见口腔材料样品的名称、组分、性能和用途。
2. 示教几种常用口腔材料的使用方法，讲解使用的过程中的注意事项。
3. 阅读口腔材料说明书，分组完成相关材料的调制。

注意事项：

（1）注意材料的保存环境，强调材料使用注意事项。

（2）部分材料属于易燃物品，注意远离烟火。

（3）部分材料有刺激性气味且有毒性，使用过程中要注意个人保护。

▼ 知识要点

1. 口腔内科材料，如根管充填材料、水门汀、粘接剂等。
2. 口腔颌面外科材料，如种植材料、骨粘接材料等。
3. 口腔修复材料，如印模材料、模型材料、义齿材料等。
4. 口腔正畸材料，如带环、托槽、正畸弓丝等。
5. 口腔预防保健材料，如牙刷、牙膏、窝沟封闭剂等。

▼ 实训评分

评分内容		分值	得分	合计
操作结果（100 分）	记录常见材料的临床科室分类	50 分		
	记录常用材料的使用要点	50 分		

▼ 作业

1. 描述口腔材料的临床科室分类。
2. 试述常用水门汀的名称。
3. 试述常用印模材料和模型材料的名称及使用。

（肖　严）

重点笔记

任务 4.2 印模材料和模型材料的调拌及流动性实验

实训目标

1. 掌握印模材料、模型材料的调和方法及流动性试验方法。
2. 熟悉流动性和材料到达所需部位的精确度与细微形态之间的关系。
3. 了解影响材料流动性的因素。

▼ 实训用品

1. 实验器械　可变调压器、量筒、调拌刀、橡皮碗、玻璃调和板、容器（0.5 mL）、玻璃板、游标卡尺、塑料胶片。

2. 实验材料　藻酸钾印模材料、化学固化型硅橡胶印模材料、熟石膏、超硬石膏等。

▼ 方法和步骤

1. 印模材料的调和方法　在确保调拌工具清洁的前提下，按生产厂家说明书要求计量合适的水粉比例调拌。调拌要顺着一个方向，均匀，匀速，避免带入气泡。调和时间一般在 30 ~ 40 s。如果调和时间不足，反应不彻底，会使印模强度下降；调和时间过长，会破坏凝胶结构而降低强度。由于该材料吸收水分会导致材料的凝结，故在使用后注意密封，隔绝空气中的水分。将材料贮存于干燥、阴凉的环境中。

2. 模型材料的调和方法　在确保调拌工具清洁的前提下，先将适量的水放入干净的橡皮碗内，然后逐渐放入石膏粉。熟石膏粉与水的比例为 100 g ：（40 ~ 50）mL。临床操作比例是以观察石膏粉浸入水中后，表面没有过多的水为准；超硬石膏粉与水的比例为 100 g ： 20 mL。用调拌刀均匀搅拌，边搅拌边震荡。石膏模型在 14 min 产生初凝，终凝时间为 30 ~ 45 min，24 h 完全凝固，强度达到最高。初凝时，石膏会逐渐变稠，慢慢失去表面光泽和可塑性，此时能用刀切割，可及时修整模型形态，若到终凝阶段时，则不易用器械修整。

3. 两类口腔材料的流动性试验　将上述两类口腔材料的两种组分按产品规定调和比例取样，分别在橡皮碗内按产品要求调和 30 ~ 60 s，用 0.5 mL 的容器快速量取，并把 0.5 mL 调和均匀的材料定量转移到洁净的玻璃板中心；在调和结束后 60 s，另取一个洁净的玻璃板，轻盖在调和材料上，再垂直轻压 1.5 kg 负荷，5 s 后卸去负荷，用游标卡尺在几个不同的部位测量凝固试片两个直径的平均值（D）；再以算术平均值作为该试样流动性的测量值（D，精确到 0.02 mm）。

每种材料按上述方法重复操作 3 次，结果以算术平均值（$\bar{X}$）表示，取 4 位有效数字，得出标准偏差（S）。计算公式为

$$\bar{X}=\sum X_i/n$$

$$S=\sqrt{\frac{\sum(X_i-\bar{X})}{n-1}}^{2} \qquad (4\text{-}2\text{-}1)$$

式中 $\bar{X}$—— 一组测定值的算术平均值；

X_i—— 单个测定值；

n—— 测定值个数；

S—— 标准偏差值。

注意事项：

1. 印模材料的调和方法。

（1）调拌工具务必要清洁，若在调拌过程中，工具残留陈旧印模材料或石膏碎屑等物质，将影响印模材料的凝固。

（2）水粉比例严格按照生产厂家要求，调和时间一般在 30 ~ 40 s。如果调和时间不足，反应不彻底，会使印模强度下降；调和时间过长，会破坏凝胶结构而降低强度。

（3）由于该材料吸收水分会导致材料的凝结，故在使用后注意密封，隔绝空气中的水分。将材料贮存于干燥、阴凉的环境中。

（4）调拌要顺着一个方向，调拌均匀，减少气泡。

2. 模型材料的调和方法。

（1）在调和过程中，若发现水粉比例不合适，不应再加入水或粉，否则会形成不均匀的块状物，导致凝固时间不同步，石膏强度降低。也不能为延长凝固时间加大水的比例，以免造成石膏强度下降。

（2）调拌时，应顺着一个方向均匀调拌，以免带入过多空气，形成气泡。调和时间控制在 40 ~ 60 s 为宜。调拌的速度不宜过快，以免带入气泡或形成过多的结晶中心，导致石膏膨胀、强度下降。

（3）石膏在凝固过程中存在体积膨胀，体积膨胀的大小与粉液的比例有关。当粉多液少时，体积膨胀较大，粉少液多时体积膨胀较小。

3. 流动性试验。

（1）放置负荷时避免施加外力，并尽量使试片两平面平行。

（2）流动性应有一定的范围，并有其专用的测定装置。

（3）不同材料的流动性表征指标和测试方法都有所不同。

▼ 知识要点

1. 印模材料：调拌要顺一个方向，均匀，匀速，避免带入气泡。调和时间一般在 30 ~ 40 s。使用后注意密封，贮存于干燥、阴凉的环境中。

2. 模型材料：先将适量的水放入干净的橡皮碗内，然后逐渐放入石膏粉。熟石膏水与粉的比例为 100 g ：（40 ~ 50）mL；超硬石膏水与粉的比例为 100 g ：20 mL。用调拌刀均匀搅拌，边搅拌边震荡。石膏模型在 14 min 产生初凝，终凝时间为 30~45 min，24 h 完全凝固，强度达到最高。

▼ 实训评分

评分内容		分值	得分	合计
操作结果（100 分）	印模材料的调和	30 分		
	模型材料的调和	30 分		
	两类口腔材料的流动性试验	40 分		

▼ 作业

1. 印模材料和模型材料调和比例和方法有什么不同？
2. 比较分析实验材料的流动性大小及其影响因素。

（肖　严、谢宏新）

重点笔记

任务 4.3　义齿基托树脂的固化实验

实训目标

1. 了解自凝基托材料、化学固化复合树脂在固化过程中所产生的一些物理化学变化，如固化放热、固化时间和固化形态等。

2. 掌握上述变化对材料性能的影响以及与临床操作方法的关系，为正确使用这些材料打下基础。

▼ 实训用品

1. 实验器械　调拌刀、调拌小瓷杯、小架盘药物天平、温度计 3 根、铝箔纸、塑料胶片、有孔大塑料圈（内直径 40 mm、高 15 mm，侧面中部开一个可插入温度计的小孔）、玻璃板、水砂纸、塑料勺、量筒（10 mL）、玻璃吸管、木垫块（140 mm × 20 mm × 8 mm）、有孔小塑料圈（内直径 15 mm、高 15 mm。侧面中部开一个可插入温度计的小孔）、调拌纸、酒精灯、气枪、火柴（或用电吹风替换酒精灯、气枪、火柴）、棉球、广口瓶。

2. 实验材料　自凝牙托粉、自凝牙托水、2,6－二叔丁基对甲酚（阻聚剂）、化学固化复合树脂、工业乙醇等。

▼ 方法和步骤

1. 自凝基托材料的固化实验　将自凝基托材料的粉剂和液剂按体积质量比 2 ∶ 1 准确取量（每个试样取量 18 g 粉剂、9 mL 液剂）后，先把牙托水放入调拌小瓷杯中，再加入牙托粉，用调拌刀沿杯壁快速混合均匀，用塑料胶片加盖静置，以进行下述（1）（2）项实验。

（1）固化放热的测定：将有孔大塑料圈的下端磨平，并放在覆有一层塑料胶片的玻璃板上，把包上一层铝箔纸的温度计经侧面的小孔插至塑料圈中央，温度计头部应在塑料圈中心部位，温度计的另一端用木垫块垫成水平状。然后迅速把调和均匀已呈糊状后期的自凝基托材料充满塑料圈，同时把玻璃板稍加震动，以尽量除去气泡，表面用调拌刀压平，再覆盖一层塑料胶片。用上述方法制备两个相同的试样，其中一个在室温下，另一个用热空气加热到 35 ℃，分别进行（1）（2）项的同步实验。从材料调和开始，每 1 ～ 3 min 记录一次温度，以测定各期温度和最高放热温度以及它们的出现时间，直至温度明显显示下降趋势为止。注意保护温度计，避免与材料粘接或折断。

（2）固化形态的观察和固化时间的测定：在（1）项实验的两个固化放热的测定试样上（从材料开始调和时就同步进行本项实验），一边观察温度，一边用调拌刀试探试样表层材料（不能搅动中、下层材料，以避免散热的影响），仔细观察聚合过程中各期的外观现象及其出现时间和持续时间，认真分析最佳临床操作期和最高放热温度时的现象，写出结论。在观察固化形态的过程中，注意观察材料的固化时间，从调和开始到调拌刀用 4 N（牛顿）力压下时不出现压痕的时间即为固化时间（固化前期每隔 3 min 压一次，固化后期每隔 30 s 压一次）。

（3）阻聚剂对聚合反应的影响测定：将粉与液按体积质量比 2 ∶ 1 取量，把自凝牙托水倒入调拌瓷杯内，在其中加入微量（约 1 mm^3）阻聚剂，溶解后再与自凝牙托粉快速混合均匀，然后按上述（1）（2）项实验方法与要求进行操作，并与前述未加阻聚剂的材料进行比较。该实验只做一次，仅观察室温下的变化情况。

2. 化学固化复合树脂的固化实验　按产品要求比例取量，在调拌纸（或塑料胶片）上用塑料调拌刀快速调和均匀，进行固化放热的测定、固化形态的观察和固化时间的测定，其实验方法和要求与自凝基托材料的固化实验中（1）（2）项相同。为了节省实验材料，把有孔大塑料圈换成有孔小塑料圈。当温度开始上升时，应每 30 s 记录一次温度。该实验做两次，分别观察室温和加热时的变化情况。

注意事项：

（1）室温较高则牙托水的挥发性增大，为了避免火灾，应更加注意安全使用酒精灯。可以用电吹风代替气枪加热，特殊情况下也可以不观察加热时的变化情况。

（2）注意保护温度计，避免与材料粘接或折断。

（3）为了节省实验材料和时间，某些实验是在另外实验的试样上同时进行，例如固化形态的观察和固化时间的测定就是在固化放热的测定试样上同步进行的。

▼ 知识要点

1. 自凝牙托粉与自凝牙托水按比例调和后，牙托粉即在牙托水中溶解和溶胀，同时牙托粉中的 BP（引发剂）与牙托水中的 DMT（促进剂）在室温下产生初级自由基，引发 MMA 进行自由基聚合反应，故可达到在室温下快速固化制备义齿基托的目的。

该反应是本体聚合反应，聚合放热严重，这样就加速了 MMA 的挥发，加之搅拌带入空气等因素，故容易产生一些微小气泡。在溶胀、溶解和聚合反应的不同时期，材料呈现出不同的形态，最后完全固化。材料从开始调和的湿砂态变成硬质固体的时间即为固化时间。

2. 化学固化复合树脂快速调和后，引发剂和促进剂在室温下产生氧化还原引发作用，使树脂基质、稀释剂、偶联剂、交联剂等单体发生本体自由基聚合反应。由于反应体系的黏度较大，也会产生明显的聚合热。一般采用 SiO_2 等无机填料，它不和单体发生溶解与聚合等作用，所以复合树脂的固化形态和自凝基托材料明显不同。复合树脂从开始调和的糊状变成硬质固体的时间即为固化时间。

实训评分

评分内容		分值	得分	合计
操作结果（100 分）	自凝基托材料的固化形态观察，以及固化时间和固化放热测定	35 分		
	阻聚剂对聚合反应的影响	30 分		
	化学固化复合树脂的固化形态观察，以及固化时间和固化放热测定	35 分		

作业

1. 自凝基托和热凝基托材料在粉液比和最佳临床操作期及其出现时间方面有何不同？
2. 自凝基托材料和化学固化复合树脂在固化形态方面有何异同？
3. 阻聚剂对聚合反应有何影响？

（肖　严、何　伟）

重点笔记

任务 4.4　水门汀调和实验

实训目标

1. 掌握磷酸锌水门汀、玻璃离子水门汀的调和方法。
2. 熟悉磷酸锌水门汀、玻璃离子水门汀的调和比例。

▼ 实训用品

1. 实验器械　玻璃板、粘固粉调拌刀、纸板、塑料调拌刀。

2. 实验材料　磷酸锌粘固粉和液、玻璃离子粘固粉和液等。

▼ 方法和步骤

1. 磷酸锌水门汀的调和方法　取适量的粉和液分别置于冷却玻璃板上，用清洁干燥的不锈钢调拌刀将粉末分成 2 份，再将其中一份分成 4 份，用调拌刀先将大份粉末加于液体中，与玻璃板完全接触，旋转混合均匀，以免粘固剂内形成气泡，旋转范围可稍大以利散热，再逐渐将其余 4 小份粉末加入液中，调拌成拉丝状，调拌应在 1 ~ 2 min 内完成。

2. 玻璃离子水门汀的调和方法　按产品说明书准确取量粉液进行调和，通常作粘接者按粉液比为（1.25 ~ 1.5）：1（质量比），作充填修复者通常按粉液比为 3 ：1。将粉液放置于干燥的冷玻璃上或纸板上，用塑料调拌刀进行调和。调和时，把粉分成等量的两份或数份，待第一份粉混合液调匀后，加入第二份，直到成为所需要的稠度。调和一般在 45 s 内完成。

知识要点

1. 磷酸锌水门汀的调和方法。

（1）玻璃板应清洁、干燥、无污染，温度以 18 ~ 24 ℃为宜。

（2）粉液调和均匀后，再加入第二份粉末，切勿在粉液未调和均匀的情况下急于加入第二份粉末。

（3）调和过程中尽量在玻璃上散开，以尽快散热。

（4）粉液调和比决定磷酸锌水门汀的强度和粘接性能。粉多、液少、固化快，粘接性能差。粉少、液多、固化时间长，粘接性能好，但强度差。

2. 玻璃离子水门汀的调和方法。

（1）切勿用金属调拌刀进行调和，以免着色。

（2）粉液调和比决定材料的性能。

通常Ⅰ型用作粘接固位，Ⅱ型用作充填修复，Ⅲ型用作衬层垫底。

▼ 实训评分

评分内容		分值	得分	合计
操作结果（100分）	磷酸锌水门汀的调和	50分		
	玻璃离子水门汀的调和	50分		

▼ 作业

1. 玻璃离子水门汀用于粘接和充填时，调和比例有什么不同？
2. 玻璃离子水门汀的临床应用方法是什么？

（肖　严、廖健宏）

重点笔记

模块五

口腔预防医学

序号	主要内容
1	任务 5.1　窝沟封闭
2	任务 5.2　局部用氟防龋
3	任务 5.3　刷牙
4	任务 5.4　邻面清洁法
5	任务 5.5　口腔健康检查
6	任务 5.6　口腔健康教育与促进
7	任务 5.7　口腔健康问卷调查

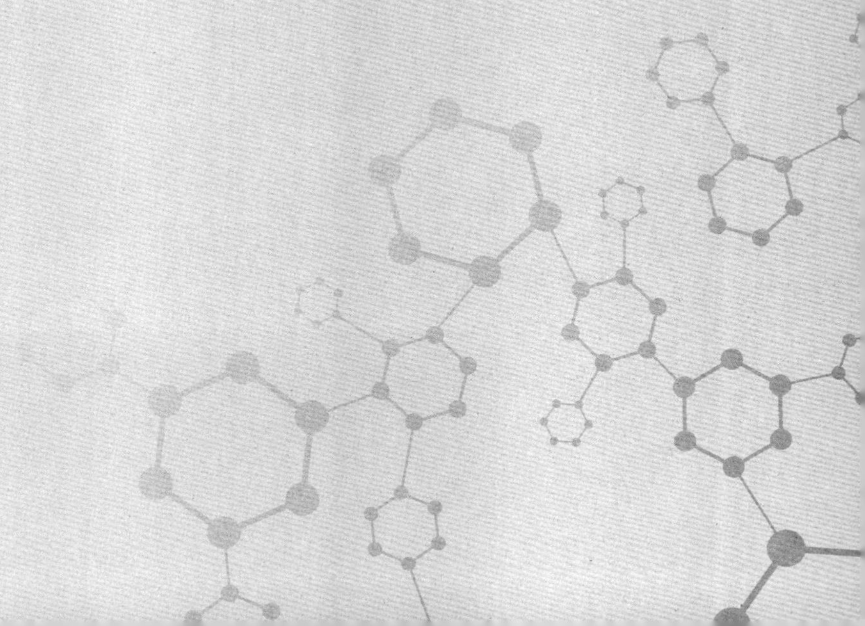

任务 5.1　窝沟封闭

实训目标

1. 加深对窝沟封闭理论的理解。
2. 掌握窝沟封闭的操作步骤及注意事项。

▼ 实训用品

窝沟封闭剂，酸蚀剂，小毛刷或橡皮杯，清洁剂，光固化灯和治疗盘（口镜、探针、镊子和棉卷）等。

▼ 方法和步骤

1. 确定受试者。

（1）选择窝沟封闭适应证对象，可由同学担当受试者。

（2）操作前调整好受试者体位（按牙体治疗要求），告知受试者窝沟封闭的好处，嘱咐其配合医生临床操作要求。

2. 清洁牙面。

（1）清洁：对窝沟做彻底清洁，方法是在低速手机上装好锥形小毛刷或橡皮杯，蘸上适量清洁剂刷洗牙面，也可以采用干刷（图 5-1-1、图 5-1-2）。清洁剂要注意不使用含有油质的清洁剂或过细磨料。注意上颌磨牙舌（腭）沟和下颌磨牙颊沟的清洁。

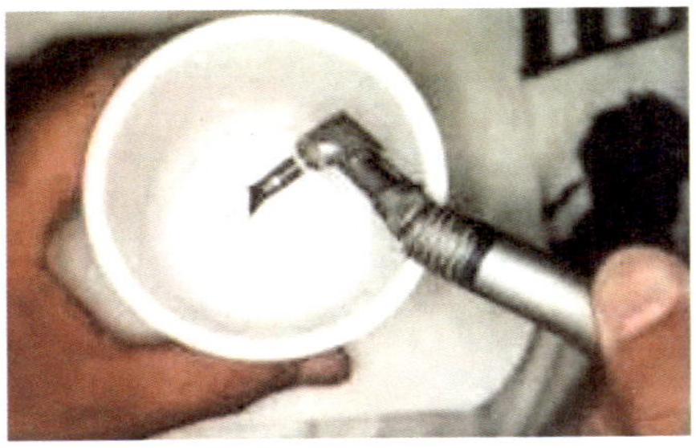

图 5-1-1　蘸清洁剂

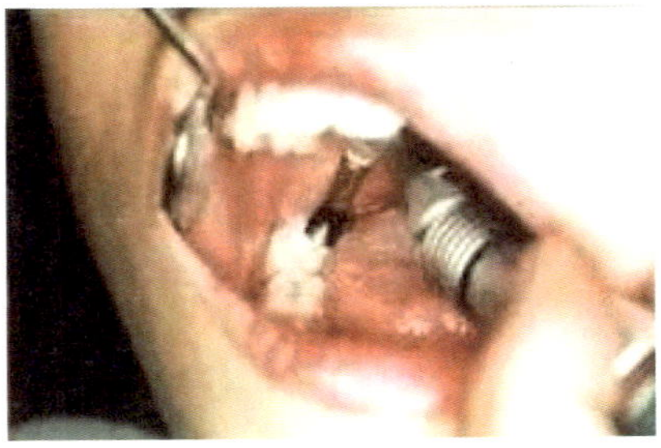

图 5-1-2　清洁牙面

（2）冲洗：不能有软垢存留，彻底冲洗牙面后再用尖锐探针清除窝沟中残余的清洁剂。

3. 酸蚀。

（1）隔湿吹干：清洁牙面后即隔湿，将牙面吹干。

（2）放置酸蚀剂，将牙面吹干后用细毛刷或小棉球蘸上酸蚀剂放在要封闭的牙面上（图 5-1-3），酸蚀面积应为接受封闭的范围，一般为牙尖斜面的 2/3（图 5-1-4）；勿遗漏上颌磨牙舌（腭）沟和下颌磨牙颊沟。

（3）常用的酸蚀时间：恒牙 20 ~ 30 s，乳牙酸蚀 60 s。

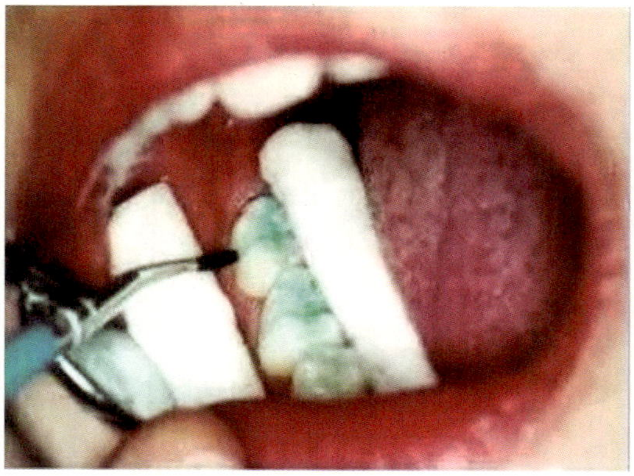

图 5-1-3　隔湿酸蚀

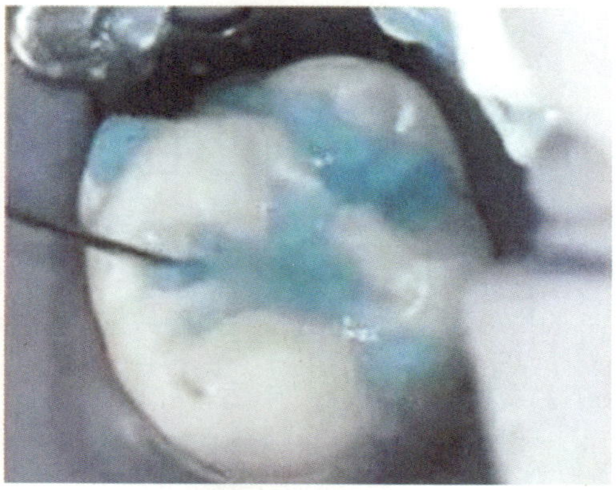

图 5-1-4　酸蚀范围

4. 冲洗干燥。

（1）冲洗：酸蚀后用水枪加压彻底冲洗 10 ~ 15 s，边冲洗边用吸唾器吸干以去除牙釉质表面的酸蚀剂和反应产物（图 5-1-5）。

（2）隔湿：冲洗后立即换干棉卷隔湿。

（3）吹干：随后用无油无水的压缩空气吹干牙面约 15 s（图 5-1-6）。

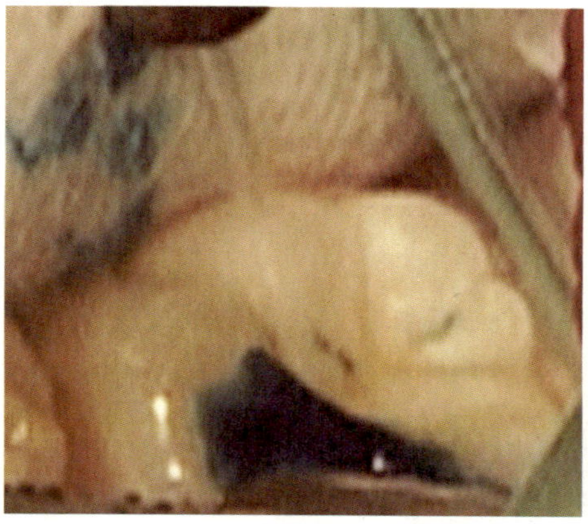

图 5-1-5　加压冲洗

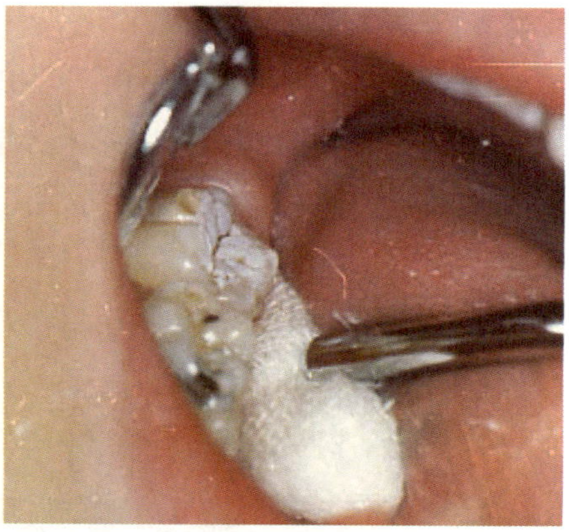

图 5-1-6　吹干牙面

注意保持牙面干燥，防止被唾液污染。酸蚀牙面干燥后呈白色雾状外观，如酸蚀后的牙釉质没有这种现象，应重复酸蚀。操作中要确保酸蚀牙面不被唾液污染，如果发生唾液污染，则应再冲洗牙面，彻底干燥后重复酸蚀 60 s。干燥前试三用枪，并控制气流。

5. 涂封闭剂。

（1）采用自凝封闭剂时，每次封闭前要取等量A和B组分（分别含有引发剂和促进剂）调拌混均，调拌时要注意掌握速度以免产生气泡，影响固化质量。光固封闭剂不需调拌，直接取出涂布在牙面上，如连续封闭多个牙，注意不宜取量过多以免凝固。

（2）涂布时用细刷笔、小海绵或专用供应器，将封闭剂涂布在酸蚀牙面上（图5–1–7）。注意使封闭剂渗入窝沟，使窝沟内的空气排出（图5–1–8），在不影响咬合的情况下尽可能有一定的厚度，2 ～ 3天后就可被磨去。如涂得太薄会缺乏足够的抗压强度，容易被咬碎。

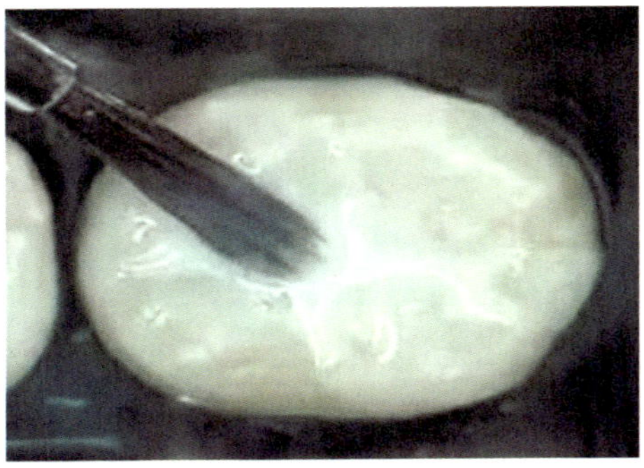

图5–1–7　涂封闭剂

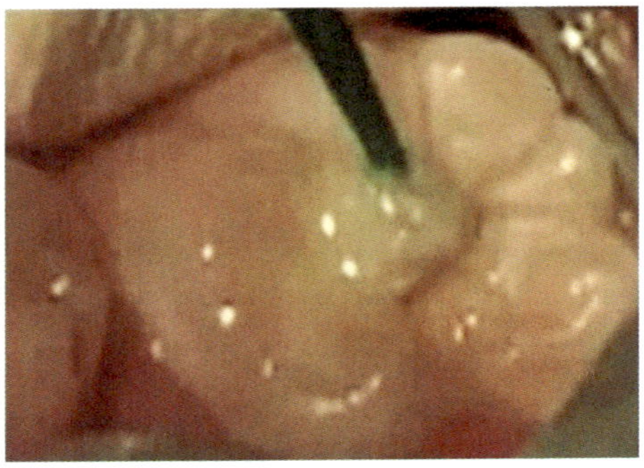

图5–1–8　排出窝沟内空气

6. 固化。

（1）自凝封闭剂涂布后1 ～ 2 min即可自行固化。

（2）光固封闭剂涂布后，立即用可见光源照射。可见光波长430 ～ 490 nm。照射距离约离牙尖1 mm，一般为20 ～ 40 s（参照产品说明书）（图5–1–9）。

（3）照射部位要大于封闭剂涂布的部位。完成后漱口，用棉卷将表面的氧化物去除。

（4）注意隔湿。

7. 检查。

（1）封闭剂凝固后，用探针进行全面检查，了解固化程度、黏结情况、有无气泡存在，寻找遗漏或未封闭的窝沟并重新封闭，如果咬合过高，应调整咬合（图5–1–10）。

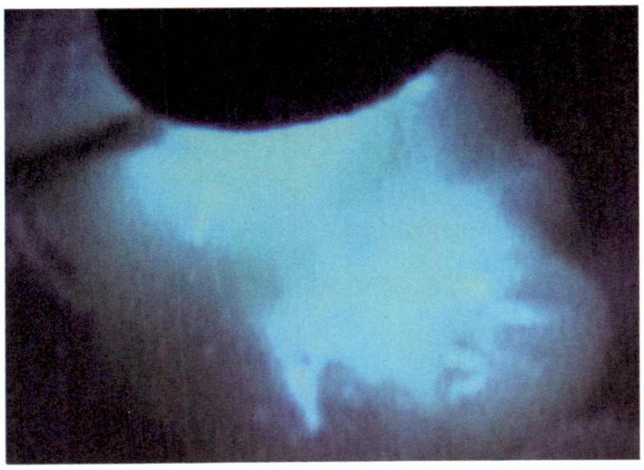

图5–1–9　固化

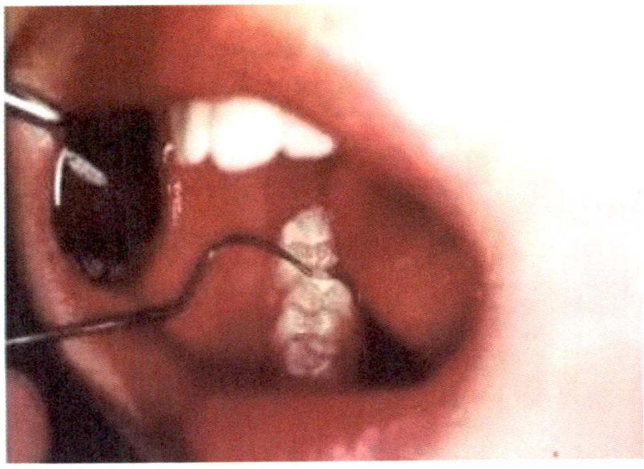

图5–1–10　检查

（2）封闭后还应定期（3个月、半年或1年）复查，观察封闭剂保留情况，脱落时应重作封闭（图5–1–11）。

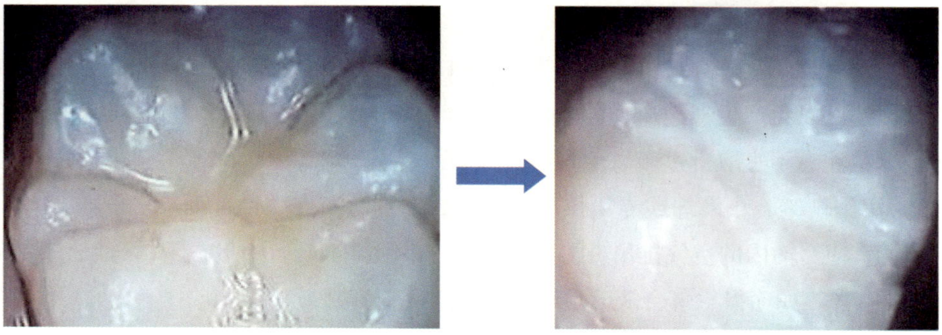

图 5-1-11　复查

▼ 知识要点

- **窝沟封闭**
  - 适应证
    - ①深的窝沟，特别是可以插入或卡住探针的牙（包括可疑龋）
    - ②对侧同名牙患龋或有患龋倾向
    - ③牙出达到殆平面，一般是萌出后 4 年之内
  - 非适应证
    - ①牙颌面无深的沟裂点隙，自洁作用好
    - ②病人不合作，不能配合正常操作
    - ③牙齿未完全萌出，被牙龈覆盖
    - ④已作充填的牙
  - 操作步骤
    - ①清洁牙面　使用不含氟的清洁剂清洗牙面，冲洗漱口
    - ②酸蚀　酸蚀面积一般为牙尖斜面 2/3，恒牙酸蚀 20 ~ 30 s，乳牙酸蚀 60 s
    - ③冲洗和干燥　不被唾液污染是封闭成功的关键
    - ④涂布封闭剂　避免产生气泡
    - ⑤固化　照射距离约离牙尖 1 mm，一般 20 ~ 40 s
    - ⑥检查　固化程度、粘结情况、有无气泡存在、遗漏、咬合
  - 临床效果及评价
    - ①常用封闭剂保留率和龋降低率两个指标
    - ②封闭剂的保留，下颌较上颌高，前磨牙较磨牙高，年龄大的较小的高，恒牙较乳牙高，颌面较颊舌沟高

▼ 实训评分

评分内容			分值	得分	合计
操作结果（100分）	清洁牙面	在低速手机上安装锥形小毛刷	5分		
		蘸适量清洁剂刷洗牙面（也可干刷）	5分		
	酸蚀牙面	口述：棉球隔湿	5分		
		涂酸蚀剂：酸蚀面积一般为牙尖斜面2/3	10分		
		酸蚀时间恒牙20～30 s，乳牙60 s	10分		
	冲洗与干燥	水枪加压冲洗10～15 s，若用含磷酸的凝胶酸蚀剂，冲洗时间应加倍	5分		
		口述：冲洗后立即更换干棉球卷隔湿	5分		
		无油无水的压缩空气吹干牙面15 s	5分		
		干燥后酸蚀牙面呈白色雾状外观	5分		
	涂布封闭剂	涂布方法：使封闭剂渗入窝沟，使窝沟内的空气排出	10分		
		涂布面积：封闭材料覆盖全部酸蚀面	10分		
	固化	照射距离约离牙尖1 mm	5分		
		固化时间20～40 s	5分		
	检查	固化程度	5分		
		粘接情况，有无气泡	5分		
		有无遗漏或未封闭的窝沟	5分		

▼ 作业

1. 试述窝沟封闭的适应证与禁忌证。
2. 试述窝沟封闭失败的原因。

（白雅丽）

任务 5.2　局部用氟防龋

实训目标

1. 加深对局部使用氟化物防龋理论的理解。
2. 掌握并比较不同局部用氟方法的操作特点。

实训用品

口腔检查盘，氟漆，棉球，气枪或橡皮球，含氟凝胶（泡沫），托盘等。

方法和步骤

1. 含氟涂料的使用。

（1）确定受试者：可以在仿头模型上进行或同学间互相涂拭。

（2）含氟涂料的操作方法和步骤。

①在低速手机上装好锥形小毛刷或橡皮杯，蘸上适量清洁剂刷洗牙面或用牙刷彻底清洁牙齿表面（图 5-2-1）。

②隔湿后用棉球擦干或用气枪吹干牙面，因涂料即使在潮湿的口腔内环境中也可以很快凝固，故用药前可不需彻底干燥牙面。

③用小刷子或棉球（直径 1 mm 左右）将 0.3 ~ 0.5 mL 涂料（氟漆）直接涂布在各个牙面上，并借助牙线将涂料带到邻面（图 5-2-2）。

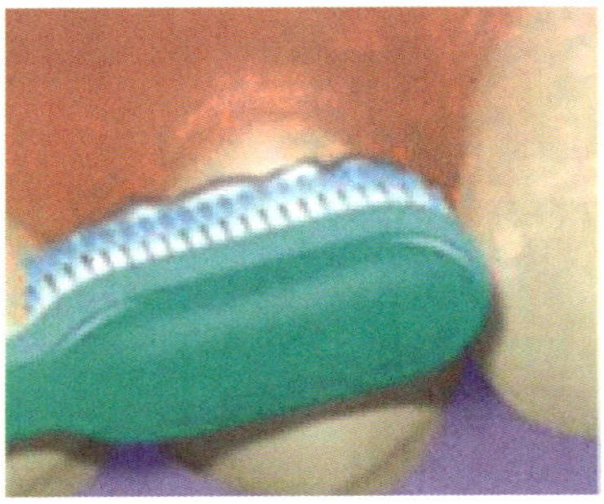
图 5-2-1 清洁牙面

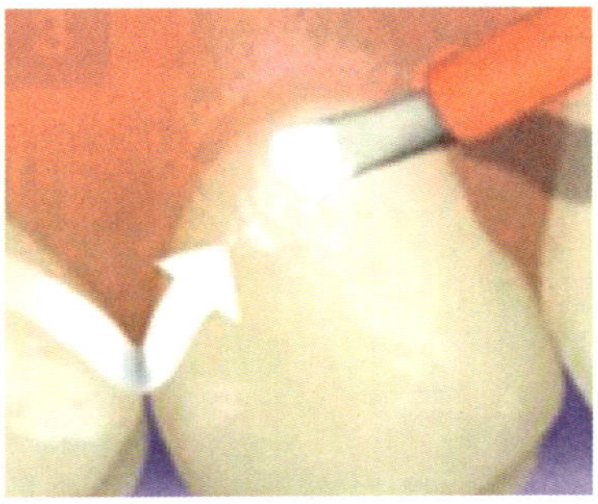
图 5-2-2 涂布氟漆

④待其凝固。要求患者最好在 2 ～ 4 h 不进食，当晚不刷牙，以保证涂料与牙齿表面的最大接触。涂膜一般保持 24 ～ 48 h。注意：避免接触牙龈，以免过敏；避免咽入体内；挥发性强，快速操作，减少挥发。

2. 含氟凝胶（泡沫）的使用。

（1）选择合适的托盘：托盘的大小应适合牙列，能覆盖全部牙齿，要有足够的深度覆盖到牙颈部黏膜。

（2）患者身体坐正：不要后仰，以免凝胶流入咽部。

（3）装入含氟凝胶：托盘内的凝胶要适量，一般来说将氟凝胶置于托盘的边缘下 2 mm 时量较适合，此时既能覆盖全部牙齿，又能避免凝胶过多，溢出托盘，使操作对象感到不适或被咽下（图 5-2-3）。

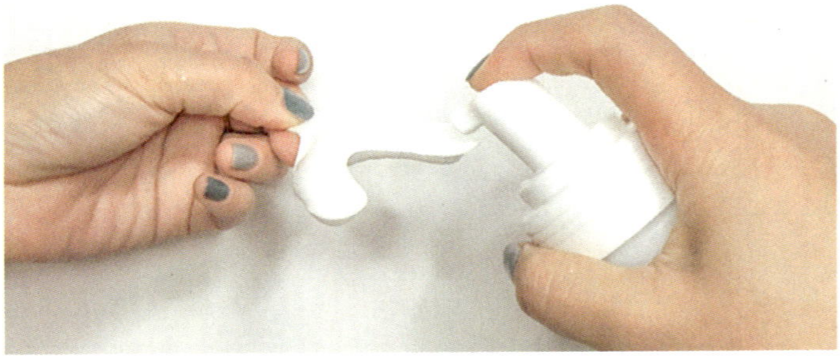
图 5-2-3 装入含氟凝胶

（4）放置托盘：将装有含氟凝胶的托盘放入上下牙列，嘱其轻咬使凝胶布满牙面及牙间隙（图 5-2-4）。

（5）在口内保留 1 ～ 4 min 后取出，拭去残留泡沫，以减少吞咽量。

（6）半小时不漱口进食（图 5-2-5）。

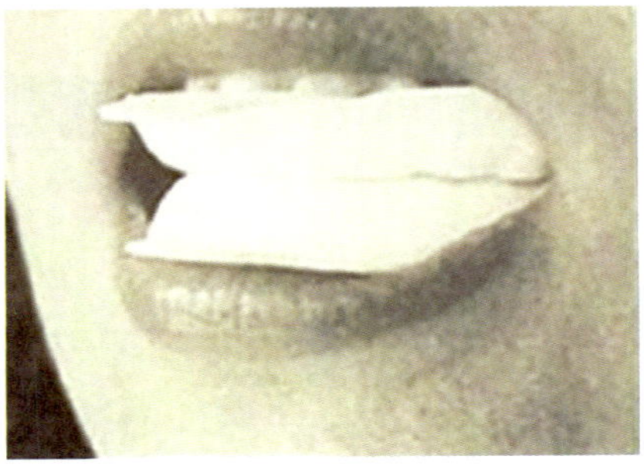
图 5-2-4 放置托盘

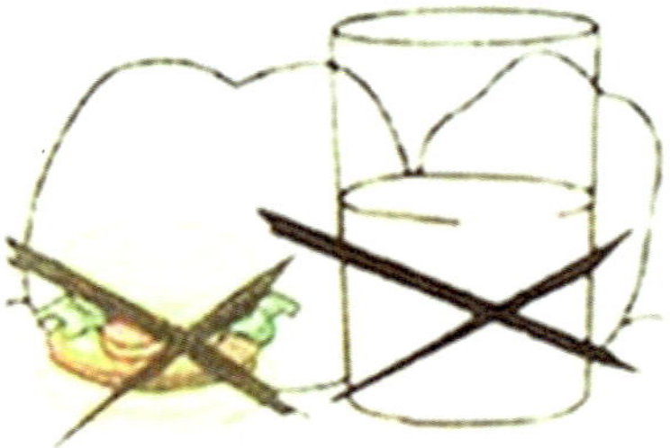
图 5-2-5 医嘱

知识要点

- 局部用氟防龋
  - 含氟涂料
    - ①彻底清洁牙面
    - ②隔湿、擦干或吹干牙面
    - ③将 0.3 ~ 0.5 mL 涂料直接涂布到牙面上，可借助牙线将涂料带到邻面
    - ④固化
    - ⑤医嘱
  - 含氟凝胶（泡沫）
    - ①选择适合的托盘
    - ②患者身体坐正
    - ③装入含氟凝胶
    - ④放置托盘
    - ⑤口内保留 1 ~ 4 min 后取出，拭去残留凝胶
    - ⑥医嘱
  - 含氟牙膏、含氟漱口液

实训评分

评分内容			分值	得分	合计
操作结果（100 分）	清洁牙面	在低速手机上安装锥形小毛刷	5 分		
		蘸适量清洁剂刷洗牙面（也可使用牙膏）	5 分		
	吹干牙面	口述：棉球隔湿	5 分		
		吹干牙面 15 s	5 分		
	涂布氟漆	用小刷子或棉球（直径 1 mm 左右）将 0.3 ~ 0.5 mL 涂料直接涂抹	30 分		
		使用牙线辅助将涂料带到邻面	20 分		
	固化	有无遗漏	10 分		
	医嘱	2 ~ 4 h 不进食，当晚不刷牙	20 分		

作业

1. 简述氟化物防龋的作用机制。
2. 试述不同局部用氟方式的适用对象及特点。

（白雅丽）

任务 5.3　刷牙

实训目标

1. 掌握有效清除牙菌斑的刷牙方法。
2. 掌握巴斯刷牙法的操作步骤及注意事项。

▼ 实训用品

牙刷，牙膏，口杯，口腔检查盘（包括口镜、镊子和探针），菌斑显示剂，镜子，菌斑记录表等。

▼ 方法和步骤

1. 菌斑染色　学生使用菌斑显示剂并展示刷牙前口腔牙菌斑量。

2. 改良 Bass 刷牙法的操作方法和步骤。

（1）水平颤动主要是去除牙颈部及龈沟内的菌斑，拂刷主要是清除唇（颊）舌（腭）面的菌斑。整个操作注意操作顺序，从右上后牙开始依次完成左上、左下、右下牙齿唇（颊）面、舌（腭）面及（殆）面拂刷。

（2）将刷头置于牙颈部，刷毛指向牙根方向（上颌牙向上，下颌牙向下），刷毛与牙长轴大约呈 45°，轻微加压，使刷毛部分进入牙龈沟内，部分置于牙龈上（图 5-3-1）。

（3）牙刷放置牙位一般占 2 ~ 3 颗牙的距离，每个位置刷 5 ~ 10 次，然后移至下一个邻牙位置，两个刷牙位置之间应有重叠（图 5-3-2）。

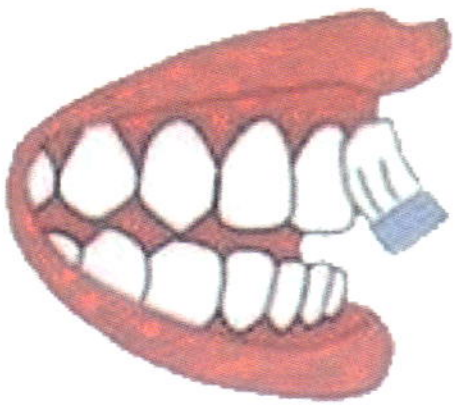

图 5-3-1　刷毛与牙长轴呈 45°

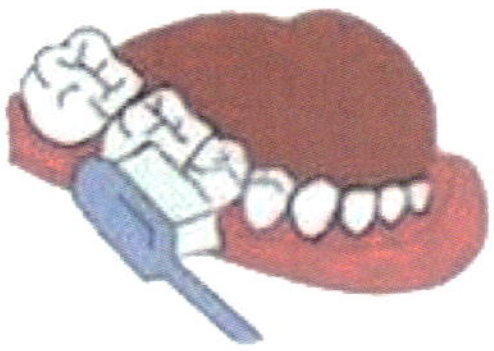

图 5-3-2　牙刷放置牙位的距离

（4）从后牙颊侧以 2 ～ 3 颗牙为一组开始刷牙，用短距离（1 ～ 2 mm）水平颤动的动作在同一部位数次往返，然后将牙刷向牙冠方向转动，拂刷颊面。刷完第一个部位后，将牙刷移至下一组 2 ～ 3 颗牙的位置重新放置，注意与前一个部位保持有重叠的区域，继续刷下一个部位，按顺序刷完上下牙齿的唇（颊）面（图 5-3-3）。

（5）用同样的方法刷后牙的舌（腭）面。

（6）刷上前牙舌面时，将刷头竖放在牙面上，使前部刷毛接触龈缘，自上而下拂刷（图 5-3-4）。刷下前牙舌面时，自下而上拂刷（图 5-3-5）。

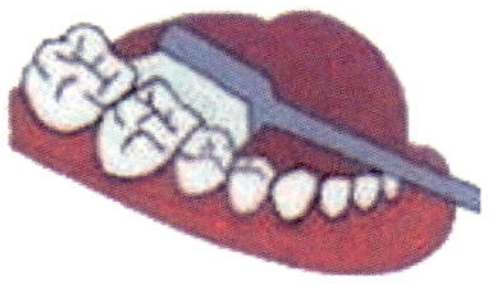

图 5-3-3　2 ～ 3 颗牙为一组

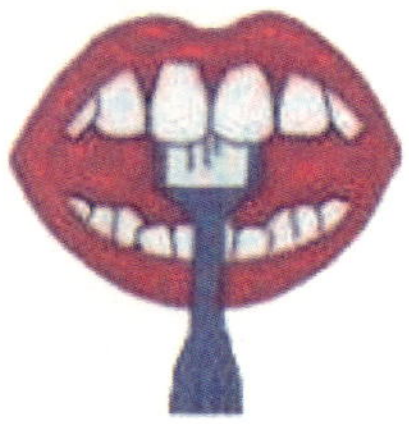

图 5-3-4　刷上前牙舌面

（7）刷（𬌗）面时，刷毛指向（𬌗）面，稍用力作前后来回刷（图 5-3-6）。整个刷牙过程注意不要漏区、漏牙、漏面。容易被忽视或难以达到的部位，在刷牙时应予以特殊关照，必要时补充刷牙。

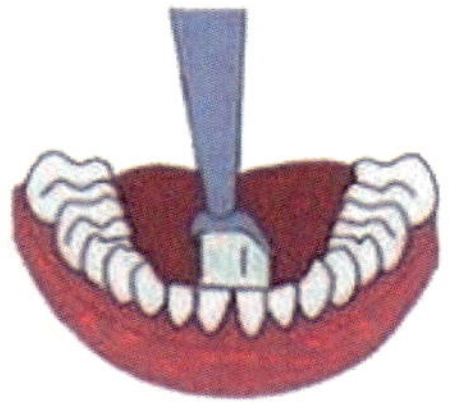

图 5-3-5　刷下前牙舌面

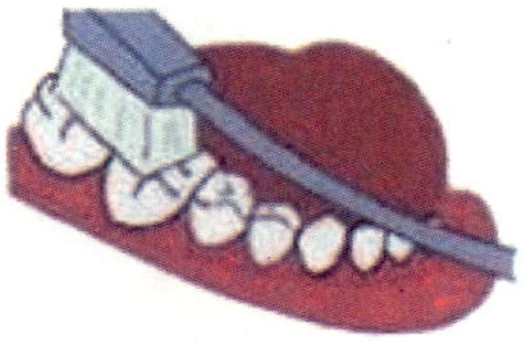

图 5-3-6　刷咬合面

▼ 知识要点

- 刷牙
  - 显示菌斑方法
    - 菌斑显示剂
    - ①片剂 / 液剂
    - ②常用种类
      - a.2% 碱性品红，1% 漱口液
      - b.2% ～ 5% 藻红
      - c. 酒石黄
      - d.1% ～ 5% 孔雀绿
      - e. 荧光素钠　菌斑在特殊蓝色光源下显示黄色，在日光下不显示颜色
    - ③使用方法
      - ①溶液：将蘸有显示剂的小棉球涂在牙面，滞留 1 min 后漱口，无菌斑处显示剂被冲掉，有菌斑处显示剂不易被冲掉而着色
      - ②片剂：嘱受试者将药片放入口中约咀嚼 1 min，再用舌舔至牙的颊舌面，然后漱口，菌斑可被染色

刷牙

Bass 刷牙法

- ①手持刷柄，将刷头置于牙颈部，刷毛与牙长轴呈 45° ，刷毛指向牙根方向（上颌牙向上，下颌牙向下），轻微加压，使刷毛部分进入龈沟，部分置于龈缘上
- ②以 2~3 颗牙为一组，以短距离（约 2 mm）水平颤动牙刷 4~6 次。然后将牙刷向牙冠方向转动，拂刷唇舌（腭）面。注意动作要轻柔
- ③将牙刷移至下一组 2~3 颗牙的位置重新放置，注意放置要有 1~2 颗牙的位置重叠
- ④刷上前牙舌（腭）面时将刷头竖放在牙面上，使前部刷毛接触龈缘或进入龈沟，做上下提拉颤动，自上而下拂刷，不做来回拂刷。刷下前牙舌面时，自下而上拂刷
- ⑤刷颊舌（腭）面采用拂刷方法，在 (2) 和 (3) 步骤间进行，保持刷牙动作连贯，要依顺序刷到上下颌牙弓唇舌（腭）面的每个部位，不要有遗漏
- ⑥刷咬合面 手持刷柄，刷毛指向咬合面，稍用力前后来回刷，注意上下左右区段都必须刷到
- ⑦为了保证每个牙面都有足够的拂刷时间，每次刷牙时间不少于 3 min。为了控制牙菌斑，保持口腔卫生与口气清新，每天至少早晚刷牙各 1 次

▼ 实训评分

评分内容		分值	得分	合计
操作结果（85 分）	刷牙指向根尖方向，毛端放在龈沟位置，刷毛与牙长轴约呈 45° ，将刷头轻微加压，使刷毛部分进入龈沟内	15 分		
	以 2 ~ 3 颗牙为一组，短距离（约 2 mm）水平颤动牙刷 4 ~ 6 次，然后将牙刷向冠方转动，拂刷唇（颊）舌（腭）面	30 分		
	刷上下前牙舌（腭）面时将刷头竖放于牙面上，自牙颈部向切缘拂刷	15 分		
	牙刷移至下一组牙（2 ~ 3 颗）时注意重叠放置	10 分		
	刷咬合面时，刷毛指向咬合面，稍用力前后来回刷	10 分		
	按一定顺序刷全口各个牙面，不要遗漏	5 分		
讲述效果（15 分）	刷牙方法，刷牙时间（每次不少于 5 min），刷牙次数（最少 2 次，即早饭后、睡觉前）	15 分		

▼ 作业

1. 试述常见的刷牙方式各自的优缺点。
2. 刷牙的困难部位有哪些？

（白雅丽）

任务 5.4　邻面清洁法

实训目标

1. 掌握有效清除邻面牙菌斑的清洁方法。
2. 掌握牙线的操作步骤及注意事项。

实训用品

牙线，口杯，口腔检查盘（包括口镜、镊子和探针），宣教用牙模型等。

方法和步骤

1. 实训前准备。

（1）学生可选用宣教用牙模型或独自操作。

（2）牙线一般用于去除牙齿间隙的食物残渣、软垢和菌斑，是机械性菌斑控制的一种常用工具，经常用于牙刷无法涉及的牙齿邻面，牙线可用棉、麻、丝、尼龙或涤纶制成。有含蜡或不含蜡牙线，也有含香料或含氟牙线。

2. 牙线的操作方法和步骤。

（1）取一段长 20 ~ 25 cm 的牙线，将线的两端合拢打结形成一个线圈（图 5-4-1）；或取一段 30 ~ 40 cm 长的牙线，将其两端各绕在左右手的中指上（图 5-4-2），两指间牙线长度为 1 ~ 1.5 cm（图 5-4-3）。

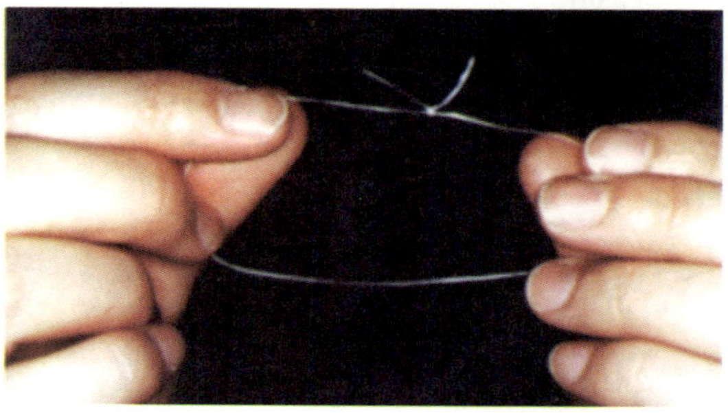

图 5-4-1　结圈法

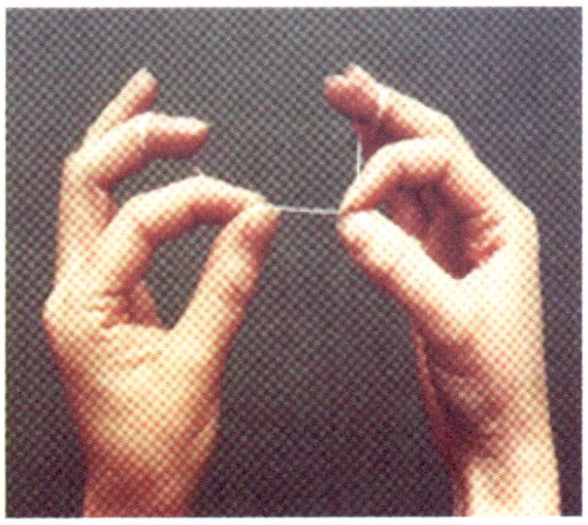

图 5-4-2　缠绕法

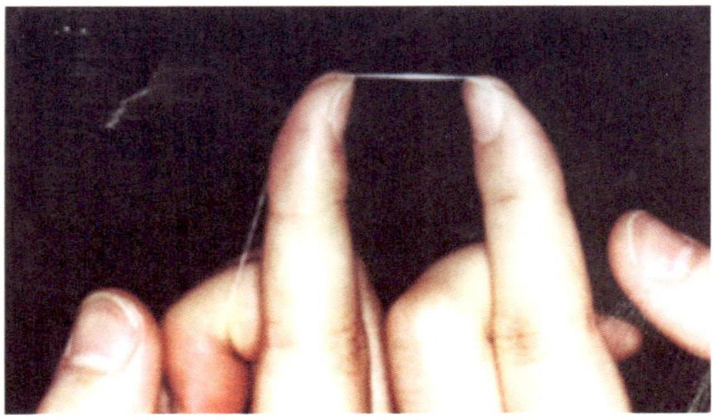

图 5-4-3　两指间牙线长度

注意：清洁右上后牙时，用右手拇指及左手食指掌面绷紧牙线，然后将牙线通过接触点，拇指在牙的颊侧协助将面颊牵开（图 5-4-4）。清洁左上后牙时，转为左手拇指及右手食指执线，方法同上。清洁所有下牙时可由两手食指执线，将牙线轻轻通过接触点。

（2）牙线通过接触点，手指轻轻加力，使牙线到达接触点以下的牙面，并进入龈沟底以清洁龈沟区（图 5-4-5）。应注意不要用力过大，以免损伤牙周组织。如果接触点较紧不易通过，可牵动牙线在接触点以上做水平拉锯式动作，逐渐通过接触点。

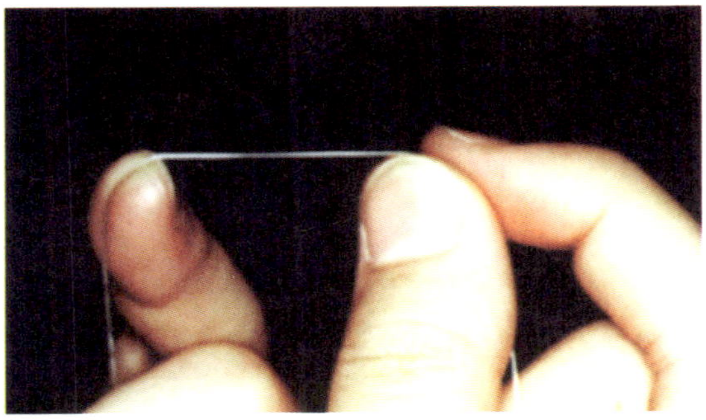

图 5-4-4　清洁右上后牙

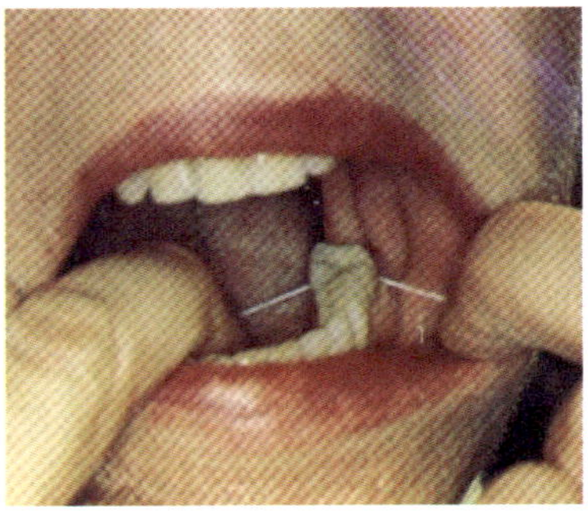

图 5-4-5　通过邻面接触点

（3）将牙线贴紧牙颈部牙面并包绕牙面，使牙线与牙面接触面较大，然后上下牵动，刮除邻面菌斑及软垢（图 5-4-6）。每一个牙面要上下剔刮 4 ~ 6 次，直至牙面清洁为止。

（4）再以同样的方法进行另一个牙面的清洁（图 5-4-7）。

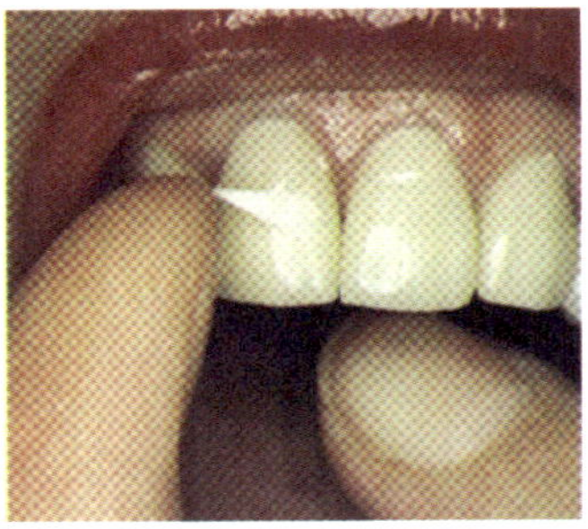

图 5-4-6　紧贴牙面上下刮动

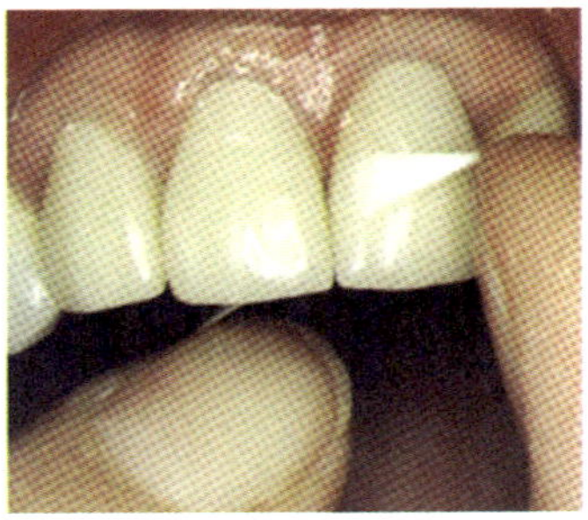

图 5-4-7　清洁另一个牙面

（5）将牙线从𬌗面方向取出，再依上法进入相邻牙间隙逐个将全口牙齿的邻面菌斑彻底刮除。

（6）注意勿遗漏最后一个牙的远中面，且每处理完一个区段的牙垢后以清水漱口，漱去被刮下的菌斑。

▼ 知识要点

邻面清洁法

- **牙线**
  - ①取出一段 20 ~ 25 cm 长的牙线，将线头两端分别以线压线的方式，在两手的食指第一节上绕 2 ~ 3 圈，两食指间的距离约 5 cm
  - ②将牙线贴紧牙齿的邻接牙面并使其略成“C”形，以增加接触面积。然后上下左右缓和地刮动，清洁牙齿的表面、侧面以及牙龈深处的牙缝
  - ③刮完牙齿的一边邻面后，再刮同一牙缝的另一边，直至牙缝中的食物嵌渣、牙菌斑及软牙垢随牙线的移动而被带出为止
  - ④换一节干净的牙线，用同样的方法，逐个将全口牙齿的邻面刮净，并漱去刮下的食物残渣、牙菌斑及软垢
- **牙签、牙间刷、电动冲牙器等**

▼ 实训评分

评分内容		分值	得分	合计
操作结果（85 分）	取一段长 20 ~ 25 cm 长的牙线，将线的两端合拢打结形成一个线圈；或取一段 30 ~ 40 cm 长的牙线，将其两端各绕在左右手的中指上	15 分		
	清洁右上后牙时，用右手拇指及左手食指掌面绷紧牙线，然后将牙线通过接触点，拇指在牙的颊侧协助将面颊牵开	30 分		
	清洁左上后牙时，转为左手拇指及右手食指执线，方法同上	15 分		
	清洁所有下牙时可由两手食指执线，将牙线轻轻通过接触点	10 分		
	牙线通过接触点时，两指间牙线长度为 1 ~ 1.5 cm	10 分		
	将牙线通过接触点后，贴紧牙颈部牙面并包绕牙面，然后上下牵动，刮除邻面菌斑及软垢。每一个牙面要上下剔刮 4 ~ 6 次，直至牙面清洁	5 分		
讲述效果（15 分）	牙线通过接触点时，应注意不要用力过大，以免损伤牙周组织	15 分		
	如果接触点较紧不易通过，可牵动牙线在接触点以上做水平拉锯动作，逐渐通过接触点			
	将牙线从𬌗面方向取出，以此进入相邻牙间隙，逐个将全口牙邻面菌斑彻底刮除			
	每处理完一个区段的牙后，以清水漱口，漱去被刮下的菌斑			
	注意勿遗漏最后一颗牙的远中面			

▼ 作业

1. 试述常见的邻面清洁方式各自的优缺点。
2. 如何有效保持口腔卫生？

（白雅丽）

重点笔记

任务 5.5　口腔健康检查

实训目标

1. 掌握口腔健康检查的临床检查方法。
2. 熟悉口腔健康检查的操作步骤及注意事项。

实训用品

CPI 牙周探针，口腔检查盘（包括口镜、镊子和探针），铅笔，橡皮，垫板，口腔健康调查表等。

方法和步骤

1. 确定受试者。

（1）每 3 位同学为一组（1 名为检查者，1 名为记录员，1 名为被检查者，依次轮流互相交替检查）。

（2）检查项目为龋病（恒牙龋均 DMFT 和乳牙龋均 dmft）和牙周疾病（CPI 指数）。

2. 检查的操作方法和步骤。

（1）龋病检查：

①检查冠龋情况，按照口腔的 4 个象限，顺序为右上→左上→左下→右下，每颗牙的 4 个牙面（后牙 5 个牙面）都要检查到，通过肉眼直视或口镜协助，主要观察牙齿表面有无色泽变化和形态缺损。如牙面上有无白垩色、黄褐色斑块，窝沟有无变黑，窝沟附近牙面及咬合面边缘嵴处有无墨浸状改变，牙面上有无黑褐色龋洞或成残根残冠。

②探诊要注意牙体色、形、质的改变，牙齿的窝沟点隙或光滑面有无明显的龋洞，有无明显的釉质下破坏，有无明确可探及的软化洞底，若有，即可诊断为龋。对于白垩色的斑点，牙冠上变色或粗糙的斑点，釉质表面点隙裂沟染色但无肉眼可见的釉质下潜行破坏，探针也没有探到洞底或沟壁软化，中度到重度斑釉所造成的釉质上硬的凹状缺损，牙釉质表面的磨损，没有发生龋损的楔状缺损，均不能诊断为龋。混合牙列的检查要注意区分乳牙和恒牙，以及填写表格时记录符号的不同。

（2）牙周检查：

①使用CPI探针检查有无牙周袋并确定其深度、牙龈出血和牙石情况，口腔检查顺序按CPI指数所要求的6个区段进行，即右上后牙区段→上前牙区段→左上后牙区段→左下后牙区段→下前牙区段→右下后牙区段。每颗指数牙先检查舌侧，再检查颊侧，每个区段中以最重的指数牙检查结果为该区段结果。

牙周计分：在一个区段内第一次探诊就发现牙周袋深度在5.5 mm以上（计4分），则该区段不需要做第二次探诊；指数牙探诊后最深牙周袋深度在3.5 mm以上，5.5 mm以下者计为3分；如果没有牙周袋，只发现有牙结石及牙龈出血，则计为2分；若只有牙龈出血，则计为1分。总之，每个区段按最重情况计分，如同一区段内指数牙分别计为4分、2分，则该区段计为4分。

②探诊力量应控制在25 g以下，也可简单描述为将CPI探针插入指甲沟内，轻压显示指盖发白且不造成疼痛和不舒服的感觉为度。探诊的方法是将CPI探针插入龈沟底或袋底沿沟底做上牙向上、下牙向下探诊，同时观察有无牙龈出血情况。

③牙结石检查方法：肉眼可见到的龈上牙石，检查牙龈出血时可探及的龈下牙石。

④牙龈出血检查方法：分4个象限，每个象限从后牙舌面检查到前牙舌面，然后观察该象限内每颗牙齿舌面的牙龈出血情况。若牙齿的舌面已经有了出血，这颗牙齿的唇颊面可以不再检查。若牙齿的舌面没有出血，则需要从该象限后牙的颊面检查到前牙的唇面，然后再观察该象限牙齿唇颊面的牙龈出血情况；探针与牙面呈45°，沿着龈缘轻轻地从牙齿舌面或颊面的远中探查到近中，避免深探；检查牙齿唇颊面时，一定要拉开颊黏膜，避免颊黏膜与牙齿接触而影响牙龈出血的观察。

▼ 知识要点

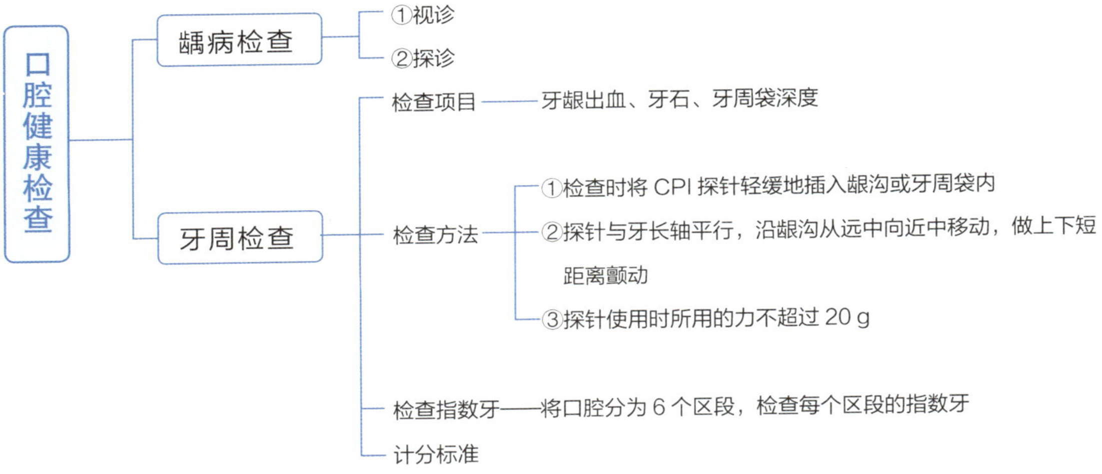

实训评分

评分内容			分值	得分	合计
社区牙周指数（CPI）检查操作结果（100分）	确定指数牙（边操作边口述）	指数牙有 17 16 11 26 27 37 36 31 46 47 每个区段内至少有两颗功能牙且无拔牙指征时，才可对该区段进行检查 如后牙缺失一颗指数牙或有拔牙指征，不要只检查另一颗指数牙 如果一个区段内的指数牙全缺失或有拔牙指征，则只检查此区段内的所有其余牙，以最重情况计分 如果一个区段内的所有牙齿均缺失，则该区段不做检查，按“除外区段”处理	20 分		
	握持 CPI 探针	以握笔式握持（CPI）探针	10 分		
	放置 CPI 探针	探针轻缓插入龈沟或牙周袋内，探针与牙长轴平行，紧贴牙根	10 分		
	检查牙周情况	将探针将牙颊（唇）舌（鄂）面龈沟从远中向近中行提插式移动以感觉龈下结石，查看牙龈出血并根据探针上的测度观察牙周袋深度	10 分		
	检查牙面无遗漏	应检查所有指牙数的颊（唇）舌（鄂）面	10 分		
	指数牙计分（边操作边口述计分结果）	每区段一个计分，后牙区段中两个指数牙以较重情况的牙计分，计分标准： 0= 牙龈健康 1= 龈炎，探诊后出血 2= 牙石，探诊可发现牙石，但探诊黑色部分全部露在龈袋外 3= 早期牙周病，龈缘覆盖部分探针黑色部分，龈袋深度在 4 ~ 5 mm 4= 晚期牙周病，探针黑色部分被龈缘完全覆盖，牙周袋深度在 6 mm 或以上 X= 除外区段（少于 2 颗功能牙存在） 9= 无法检查	40 分		

作业

1. 试述口腔健康检查中的注意要点。
2. 如何有效控制口腔健康检查的质量？

（白雅丽）

任务 5.6 口腔健康教育与促进

实训目标

1. 掌握口腔健康教育和促进的原则。
2. 熟悉口腔健康教育和促进的方法。

▼ 实训用品

电教设备，牙模型，宣传资料等。

▼ 方法和步骤

1. 同学以 5 ~ 8 人为一组，每组选出 1 ~ 3 名同学进行宣讲。

口腔健康教育的任务如下：

（1）提高社会人群口腔预防保健的知识水平，破除不卫生、不文明的旧观念，建立口腔健康行为，不断提高生活质量，促进全民口腔健康。

（2）深化口腔健康教育内容，扩大教育面。增加卫生、医疗人员的口腔预防知识，强化口腔健康教育意识，提高口腔健康教育的能力。

（3）引起社会各界对口腔健康问题的关注，为寻求口腔预防保健资源做准备。

（4）争取各级行政领导的支持，以便合理分配有限的资源。制定方针、政策，推动防治方案顺利进行。

（5）传递最新的科学信息，积极参加新的口腔保健措施的应用与推广。

2. 可试着编写一份口腔卫生科普文章或宣传材料，并进行评比。

3. 以社区不同人群为对象，上一堂口腔保健常识课或开展一次口腔健康知识讲座。

▼ 知识要点

- 口腔健康教育
  - 口腔健康标准 —— 牙齿清洁，无龋洞，无疼痛感，牙龈颜色正常、无出血现象
  - 任务
    - ①提高社会人群口腔预防保健的知识水平
    - ②深化口腔健康教育内容
    - ③引起社会各界对口腔健康问题的关注
    - ④争取各级行政领导的支持
    - ⑤传递最新的科学信息
  - 方法
    - ①大众传媒
    - ②社区活动
    - ③小型讨论会
    - ④个别交谈
  - 计划
    - ①确定与口腔健康有关的问题
      - a. 调查有关的社会问题
      - b. 分析流行病学调查资料和病案材料
      - c. 确定有关的文化背景和社会行为问题
      - d. 确定口腔健康教育的问题
      - e. 确定有关口腔健康的管理问题
    - ②制订口腔健康教育目标
    - ③确定实现目标的策略
      - a. 进一步明确教育目标
      - b. 通过选择恰当的方法推动教育活动
      - c. 确定教学技术、教学行为以及需要的详细资料
      - d. 教育者与受教育者共同参与实践

- 口腔健康促进
  - 组成 —— 口腔健康教育、口腔疾病预防和口腔健康保护
  - 途径
    - ①全民途径：如自来水氟化项目中获得预防龋病的益处
    - ②共同危险因素控制途径：不健康的饮食习惯、卫生习惯等
    - ③高危人群途径：如对有深窝沟的适龄儿童开展窝沟封闭预防龋齿
  - 任务
    - ①制定危险因素预防政策
    - ②制定有效的、有相关部门承诺的政策
    - ③加强国际国内和各级部门间的合作
    - ④在口腔健康促进行动中协调政府、社会团体和个人的行动
    - ⑤组织社区口腔健康促进示范项目

▼ 实训评分

<table>
<tr><th colspan="3">评分内容</th><th>分值</th><th>得分</th><th>合计</th></tr>
<tr><td rowspan="5">操作结果
（100分）</td><td rowspan="4">口腔保健咨询和科普宣传</td><td>口腔保健咨询的策划和组织能力</td><td rowspan="4">50分</td><td rowspan="4"></td><td rowspan="5"></td></tr>
<tr><td>社会语言交流能力</td></tr>
<tr><td>传播口腔保健知识的认识和态度</td></tr>
<tr><td>口腔保健咨询的效果</td></tr>
<tr><td>专题讲座提纲或科普文章</td><td>依据科学性、逻辑性、趣味性、可读性等方面评分</td><td>50分</td><td></td></tr>
</table>

▼ 作业

1. 试述口腔健康教育与促进的主要任务和具体方法。
2. 试述口腔健康教育与口腔保健的关系。

（白雅丽、权菲菲）

重点笔记

任务 5.7　口腔健康问卷调查

实训目标

1. 掌握口腔健康调查的方法。
2. 熟悉口腔健康教育的监测与评价的方法。

实训用品

口腔检查一次性器械盘，宣传用品（宣传板、挂图、宣传小册子、模型等），直尺，笔，A4 纸等。

方法和步骤

同学以 3 人为一组，设计口腔健康问卷调查表。

（1）调查形式：主要为问卷调查，在遵循流行病学抽样方法的前提下，问卷调查应遵循以下设计原则。

①问题的选择要有目的性。

②问题要保持中立态度，避免有诱导性或权威性的提问。

③答案应明确且具有穷尽性和互斥性，统一分类，合理排列。

④问卷应结构完整，浅显易懂，题量控制在 10 ~ 15 min 答完为宜。

（2）调查项目和内容：由于人群中口腔健康知识、态度与行为直接受到文化教育、经济收入、生活水平、生活习惯及传统观念的影响，因此应针对不同人群设计相应的调查项目和内容。

（3）调查方法：常使用的问卷调查方式有自填式和访谈式两大类。

①在目标人群相对集中的地方，问卷调查应尽可能采取集中自填为主、当场发卷、立即回答、当场收卷的方式，不作讨论，在学校采取监考式答卷。

②在人群分散和文化程度低的地方，可采取调查者与被调查者一对一的方式，在调查者得到被调查者确切回答后再帮助选填，但应尽可能地减少诱导性误差。

（4）问卷调查活动结束后，在现场或返回驻地后应检查调查问卷的填写情况，发现漏卷（如漏题、选填不明确等）应及时补上，避免废卷，以便下一步进行统计分析。

（5）统计分析调查问卷，并将结果写成调查报告。

▼ 知识要点

- 口腔健康问卷调查及问卷设计（一）
  - 问卷调查目的
    - ①研究对象的属性
    - ②口腔健康知识、态度和行为
    - ③口腔健康相关生活质量
  - 问卷结构
    - ①首页
    - ②题目
    - ③联结部分
      - a. 指导语
      - b. 过渡语
      - c. 结束语
  - 问卷设计
    - 原则
      - ①围绕调查目的设计问卷
      - ②根据稠查对象的特点设计问卷，使其容易回答，也愿意回答
      - ③针对调查内容设计问卷
      - ④便于资料处理和分析
      - ⑤考虑问卷使用方式
    - 步骤
      - ①根据调查目的，确定所需收集信息，并以此为基础进行问题设计与选择
      - ②确定问题顺序，问题排列要有关联、合乎逻辑
      - ③测试与修改问卷
    - 问题设计
      - ①问题结构
        - a. 开放型
        - b. 封闭型
        - c. 半封闭型
      - ②问题形式
        - a. 填空式
        - b. 二项式
        - c. 列举式
        - d. 多项选择式
        - e. 顺位式
        - f. 多项任选式
        - g. 评分式
        - h. 矩阵式
      - ③问题提出
    - 答案设计
      - ①应具有穷尽性和互斥性
      - ②与内容应协调一致
      - ③按统一标准分类
      - ④程度式答案应按一定顺序排列且对称
      - ⑤注意等级答案的明确性
      - ⑥合理安排答案的排列方式

口腔健康问卷调查及问卷设计（二）

- 调查方式
  - ①自填式
  - ②访谈式
- 质量控制
  - ①问卷的信度
    - a. 用同一指标重复测量某项稳定特质时得到相同结果的程度
    - b. 信度问卷调查结果所具有的一致性或稳定性程度
    - c. 信度系数越大，表明问卷调查结果的可靠性越高
  - ②问卷的效度
    - a. 正确性程度，即在多大程度上反映了想要测量的概念的真实含义
    - b. 效度也称为有效性、准确性或真实性
    - c. 效度越高，表示测量结果越能显示测量对象的真正特征
    - d. 检验效度方法：内容效度、准则效度和建构效度等
  - ③预调查
  - ④问卷调查员培训
  - ⑤问卷回收率

▼ 实训评分

评分内容			分值	得分	合计
操作结果（100 分）	问卷统计分析结果	以小组为单位，将内容分类分项统计，并分析结果	35 分		
	口腔健康问卷调查报告	小组成员分题目拟写简要报告	65 分		

▼ 作业

1. 如何让被调查者积极、认真参与问卷调查？
2. 如何提高问卷的回收率？

（白雅丽、李周胜）

模块六

口腔常用器材和设备

序号	主要内容
1	任务 6.1　口腔科综合治疗台
2	任务 6.2　口腔科手机
3	任务 6.3　光固化机
4	任务 6.4　超声波洁牙机
5	任务 6.5　银汞合金调合器
6	任务 6.6　技工打磨机

任务 6.1　口腔科综合治疗台

实训目标

1. 掌握口腔科综合治疗台的使用方法。
2. 熟悉口腔科综合治疗台的保养维护、基本结构及简单工作原理。
3. 了解口腔科综合治疗台的常见故障及其排除方法。

▼ 实训内容

1. 复习口腔科综合治疗台的基本结构及简单工作原理。
2. 实习口腔科综合治疗台的使用方法。
3. 示教口腔科综合治疗台的保养维护。
4. 示教口腔科综合治疗台的常见故障及其排除方法。

▼ 实训用品

口腔科综合治疗台等。

▼ 方法和步骤

1. 复习口腔科综合治疗台的基本结构及简单工作原理。

（1）基本结构：口腔科综合治疗台的结构包括外部结构和内部结构两大部分。外部结构包括地箱、综合治疗椅、综合治疗机、附体箱、冷光手术灯、脚控开关、吸唾器、器械盘等。口腔科综合治疗台一般有 2 支高速口腔科手机、1 支低速口腔科手机和三用喷枪。内部结构包括供电系统、供气系统和供水系统 3 个部分。

（2）简单工作原理：打开地箱的总控制开关，接通供电、供气、供水系统，此时口腔科综合治疗台的各部分在电、气、水系统的作用下可开始工作。打开冷光手术灯开关，灯即亮；治疗椅的升、降、仰、俯动作可由相应的控制键完成；三用喷枪、吸唾器、高速和低速手机均可在相应的控制系统下工作。

一般口腔科综合治疗台的供气压力为 0.45 ~ 0.5 MPa，水压为 0.2 MPa。

2. 实习口腔科综合治疗台的操作步骤。

（1）打开地箱上的总控制开关，供电、供气、供水系统接通。

（2）使用器械盘及手机操作：

①打开器械盘上的供气开关，压缩空气到达所需工作部位。

②按动器械盘上气锁按钮，器械盘可上下移动到合适位置，并能锁紧。器械盘上可放置各种检查治疗工具。

③器械盘前方搁架上设有 3 个手机搁置口，分别将低速手机与高速手机相连在对应的接头上并拧紧螺帽，将合格的低速、高速车针用上针器分别装在手机上，拉动手机臂，踩动脚控开关，用专用工具调节器械盘右侧相应的各手机气压调节阀芯，使气压表上显示相应压力，一般低速手机压力为 0.25 ~ 0.3 MPa，高速手机压力为 0.2 ~ 0.22 MPa。

④根据治疗需要拉动手机机臂，踩动脚控开关，车针转动即可诊治口腔疾病（低速直机头未装车针，不可开动马达）。

⑤调节器械盘右侧水量调节钮，使手机的水雾量大小合适，以满足治疗工作需要为宜。

⑥手机使用暂停时，应放回手机搁架上，否则在使用其他手机时该手机车针同时转动。

⑦使用三用喷枪时，按动左侧为水流，按动右侧为气流，同时按动为水雾。

⑧操作完毕先关上器械盘上供气开关，再关地箱上总控制开关。

（3）使用手术椅操作：

①手术椅动作为脚踏式。在手术椅下方有一个升、降、仰、俯标记的脚控开关，踩动它可获得相应功能的动作位置。

②在治疗过程中按脚控开关图示，将椅位调到所需工作位置。根据受试者情况，还可随时对椅位进行调整。

（4）痰盂、漱口杯及吸唾器使用：

①痰盂两边各有 2 个小扳钮开关，使用时只需往上一抬即可做到痰盂冲水和漱口杯供水。

②吸唾器有强吸及弱吸之分，根据需要由护理人员配合医生使用，但必须注意每位受试者应使用消毒过的吸唾头。

③操作完毕，关闭所有水源后方能关机断电。

（5）冷光手术灯的操作：

①调节灯臂，将冷光手术灯置于距受试者口腔 80 ~ 100 cm 处。

②根据治疗需要，扳动冷光手术灯电源乒乓开关置不同挡位，以获得强弱不同的灯光亮度，调节灯头方向以使术区清晰。

③工作间歇期应关闭冷光手术灯电源开关，以延长灯泡使用寿命。

3. 示教口腔科综合治疗台的保养维护。

（1）设备应经常保持清洁、干燥，防止粉尘污染，最好每周擦洗一次。

（2）每次使用完毕，关机前应刷洗痰盂，防止污物堵塞下水管道。吸唾器用完应吸定量清水冲洗管道免于堵塞，以备下次再使用。

（3）每天使用手机前，应从手机尾部进气口喷射含油润滑剂清洗数秒钟，以保护手机轴承。

（4）每天手术椅使用完毕离开前，应处于复位状态，地箱总控制开关勿忘关闭。

（5）每季度或半年请专业维修人员检查维护供电、供气、供水系统相关零部件工作情况，如有隐患及时排除，以保证设备处于正常工作状态。

4. 示教口腔科综合治疗台的常见故障及其排除方法　按表 6-1-1 的顺序示教。

表 6-1-1　口腔科综合治疗台的常见故障及其排除方法

故障现象	可能原因	排除方法
冷光手术灯不亮	灯泡坏或灯座接触不良	更换新灯泡或清洁灯座，使之接触良好
	灯泡供电线路断路	排除断路部位，使供电线路畅通
	冷光手术灯电源开关损坏	更换冷光手术灯电源开关
	无灯泡电压供给	检查供电部位元器件状况
手机车针不转	供气系统有漏气现象，驱动气源未到手机	检查供气系统漏气部位并排除
	手机轴承损坏	更换新轴承
	车针锈蚀引起卡针	更换新车针
手机漏水	手机与机臂连接处垫圈损坏或未拧紧	更换新垫圈并拧紧连接部位
吸唾不能工作	吸唾滤网堵塞	清洗滤网
	吸唾负压系统发生故障	检修负压系统故障并排除
漱杯或痰盂无水供给	地箱总控制开关失灵	检查并维修地箱总控制开关
	供水系统发生故障	排除异物，清洁水路系统
	相关供水电磁阀损坏或阀芯锈蚀	维修电磁阀芯或更换电磁阀
手术治疗椅升、降、仰、俯动作全无	脚控开关公共部位失灵	检修脚控开关
	控制继电器无低压电源供给	检修低压供电部位并排除故障
手术治疗椅无升降但有仰俯动作	升降电动机损坏	维修电动机
	启动电容器失效	更换电容器
手术治疗椅有升降但无仰俯动作	仰俯电动机损坏	维修电动机
	启动电容器失效	更换电容器

▼ 实训评分

评分内容		分值	得分	合计
操作结果（100 分）	打开总控制开关	3 分		
	打开供气开关	3 分		
	上下调节器械盘位置	6 分		
	连接高速手机头及车针	6 分		
	连接低速手机头及车针	6 分		
	检查手机头是否正确安放于手机架上	6 分		

续表

评分内容		分值	得分	合计
操作结果（100 分）	调节各手机水雾量大小	6 分		
	正确使用三用喷枪，包括水流、气流及水雾	6 分		
	设定椅位、病员位、工作位及休息位	6 分		
	用脚控方式调节椅位的上升、下降及椅背的仰俯	6 分		
	痰盂冲水、漱口水扳钮的使用	6 分		
	使用吸唾器	6 分		
	接通冷光手术灯	3 分		
	调节冷光手术灯与受试者口腔之间的距离、位置及灯头方向	6 分		
	关闭冷光手术灯	3 分		
	将椅位回休息位	5 分		
	取下高速、低速机头	5 分		
	关闭供气开关	3 分		
	关闭痰盂冲水	3 分		
	关闭吸唾器	3 分		
	关闭总控制开关	3 分		

（张甜雅）

重点笔记

任务 6.2　口腔科手机

实训目标

1. 掌握各种口腔科手机的使用方法。
2. 熟悉口腔科手机的保养维护、基本结构及简单工作原理。
3. 了解口腔科手机的常见故障及其排除方法。

一、滚珠轴承式涡轮手机

▼ 实训内容

1. 复习滚珠轴承式涡轮手机的基本结构及简单工作原理。
2. 实习滚珠轴承式涡轮手机的使用方法及拆卸组装。
3. 示教滚珠轴承式涡轮手机的保养维护。
4. 示教滚珠轴承式涡轮手机的常见故障及其排除方法。

▼ 实训用品

气动涡轮牙钻机手机，专用拆卸工具等。

▼ 方法和步骤

（以日本 NSK 口腔科手机为例）

1. 复习滚珠轴承式涡轮手机的基本结构及简单工作原理。

（1）基本结构：由机头、手柄及手机接头构成。

（2）简单工作原理：

①转动原理：利用 0.2 ~ 0.25 MPa 压力的压缩空气驱动固定在芯轴上的风轮叶片高速转动，进

而使芯轴夹持的车针转动，达到切割牙体硬组织的目的。

②夹持原理：芯轴套内有 3 片弓形簧片（三瓣簧），用专用拆装工具将车针柄插入，使簧片变形而牢固夹持住车针。

2. 实习滚珠轴承式涡轮手机的使用方法及拆卸组装。

（1）使用前应对手机及车针高温蒸气消毒灭菌，温度应控制在 135 ℃以内，其目的是防止交叉感染。

（2）用专用工具装好车针，将手机头按水孔及气孔分别对应相接在手机接头上，并拧紧。拉动手机臂，踩踏脚控开关，车针即转动。

（3）使用中必须使手机工作压力控制在 0.2 ~ 0.25 MPa，车针接触牙体的压力要小于 6 g，勿用力过猛。车针旋转时必须有水雾喷出，以冷却车针和患者牙面。

（4）采取点钻式操作。

（5）间歇操作、暂停操作、操作完毕后，手机均应稳放在支架上，以免摔伤。

（6）治疗工作完成后，应卸下车针，并将手机高温消毒处理。

（7）拆卸组装手机：

①将后盖用专用扳手卸下。

②用标准棒将轴承、风轮、芯轴套组合顶出。

③用专用工具将前盖螺钉拧松、卸下。

④取出前盖和水垫。

⑤用尖嘴钳将手机尾部的“花篮”卸下。

⑥将手机柄外壳拧松、卸下，对以上所拆下零部件清洁维护后，即可组装。

⑦按以上相反顺序重新组装，要注意水垫和前盖上的孔应对准后盖内的“O”形圈，并应放平。

3. 示教滚珠轴承式涡轮手机的保养维护。

（1）每次使用手机前，手机尾部的进气孔要用含油清洗润滑剂冲洗数秒钟，以保护滚珠轴承。

（2）保持机头及涡芯清洁，定期取出涡芯，用汽油或清洗剂清洗，同时给轴承加注 2 滴高速涡轮机润滑油。

4. 示教滚珠轴承式涡轮手机的常见故障及其排除方法　按表 6-2-1 的顺序示教。

表 6-2-1　滚珠轴承式涡轮手机的常见故障及其排除方法

故障现象	可能原因	排除方法
车针钻削无力	工作气压低	调整气压至规定额定值
	车针磨损严重	更换标准车针
	轴承磨损，使车针转动无力	更换轴承
无水雾产生	水雾调节螺钉未打开	打开水雾调节螺钉
	机头出水孔堵塞	用细钢丝疏通水雾小孔
机头漏水	水垫破损	更换水垫

二、气动马达手机

▼ 实训内容

1. 复习气动马达手机的基本结构和简单工作原理。
2. 实习气动马达手机的使用方法。
3. 示教气动马达手机的保养维护。
4. 示教气动马达手机的常见故障及其排除方法。

▼ 实训用品

气动马达手机等。

▼ 方法和步骤

（以日本 NSK 气动马达手机为例）

1. 复习气动马达手机的基本结构和简单工作原理。

（1）基本结构：由气动马达、直手机及弯手机组成。

（2）简单工作原理：

①转动原理：压缩空气将马达叶片推动而使马达转子旋转，转子轴又带动直手机或弯手机转动，从而使被夹持的车针转动。

②夹持原理：a. 夹持直手机或弯手机，当气动马达连接轴插进直机头或弯机头时，靠马达上的卡扣锁紧机头。如按下卡扣向前拉，即可取出机头。b. 夹持车针，直手机时手机前端芯轴内有三瓣簧，转动手机上的锁紧螺母，使三瓣簧前后移动而放松或夹紧车针；弯手机时用指压式使三瓣簧放松或夹紧而夹持车针。

2. 实习气动马达手机的使用方法。

（1）先将气动马达与综合治疗台上低速手机机臂相连，拧紧螺帽，注意水孔和气孔相应对准。

（2）按需要用插入式将气动马达连接轴插入直机头或弯机头，锁紧马达上的卡扣。

（3）如用弯机头，则用左拇指按压手机头前顶端，右手将弯机车针插入芯轴并旋转扣紧，再放松左拇指，使车针夹持紧。

（4）如用直机头，应首先旋动锁紧螺母，使三瓣簧放松，将磨石柄插入直机头内，再旋动锁紧螺母，将磨石夹持紧。

（5）拉动低速手机机臂，并将气动马达上的换向环标注在正转或反转位置，踩踏脚控开关，车针或磨石转动，即可打磨和钻削（注：直机头未装车针不得开动马达）。

（6）操作中可按需要调换弯机头、直机头及车针。但暂不用手机时，必须将其稳插在支架上，以免摔坏。

（7）操作完成后，应及时卸下手机、车针及气动马达。

3. 示教气动马达手机的保养维护。

（1）压缩空气的工作气压不得大于 0.3 ~ 0.35 MPa。

（2）每天使用前，应从气动马达尾部进气口喷射含油清洗润滑剂数秒钟。

（3）定期从直机头后部传动轴旁滴入 3 ~ 5 滴润滑油，定期取出手机中间传动轴，在两端齿轮上各加注 2 滴润滑油。

4. 示教气动马达手机的常见故障及其排除方法　按表 6-2-2 的顺序示教。

表 6-2-2　气动马达手机的常见故障及其排除方法

故障现象	可能原因	排除方法
马达不转	马达损坏	维修马达
	机臂连接处气垫圈移位	卸开连接处，将移位垫圈复位
直手机不转	轴承损坏	更换轴承
直手机夹不住车针	三瓣簧锈蚀	清洗或更换三瓣簧
弯手机夹不住车针	车针磨损	更换车针

▼ 实训评分

评分内容			分值	得分	合计
操作结果（100 分）	滚珠轴承式涡轮手机（要求学生拆卸组装）	将后盖用专用扳手卸下	4 分		
		用标准棒将轴承、风轮、芯轴套组合抵出	4 分		
		用专用工具将前盖螺钉拧松、卸下	4 分		
		卸下前盖螺钉后，将前盖和水垫卸下	4 分		
		用尖嘴钳将手机尾部的“花篮”卸下后，将手机柄外壳拧松、卸下	4 分		
		用以上相反顺序重新组装	18 分		
		安装车针	4 分		
		将手机安装在手机连接管上	4 分		
		点钻式操作	4 分		
	气动马达手机	将气动马达与综合治疗台上低速手机机臂相连	6 分		
		插入直机头并安放磨石柄	6 分		
		踏脚开关，磨石转动	6 分		
		在离体牙上操作	4 分		
		脚离开脚开关，取下直机头	4 分		

续表

评分内容			分值	得分	合计
操作结果（100分）	气动马达手机	换弯机头插入并安放弯机车针	4分		
		踏脚开关，车针转动	4分		
		在离体牙上操作	4分		
		脚离开脚开关，车针停止转动	4分		
		直机头、弯机头加油，喷清洗润滑剂	4分		
		将手机置放在手机架上	4分		

（张甜雅）

重点笔记

任务 6.3　光固化机

实训目标

1. 掌握光固化机的使用方法。
2. 熟悉光固化机的保养维护、基本结构及简单工作原理。
3. 了解光固化机的常见故障及其排除方法。

▼ 实训内容

1. 复习光固化机的基本结构及简单工作原理。
2. 实习光固化机的使用方法。
3. 示教光固化机的保养维护。
4. 示教光固化机的常见故障及其排除方法。

▼ 实训用品

光固化机等。

▼ 方法和步骤

（以 DENTA.MERICA 680 型光固化机为例）

1. 复习光固化机的基本结构及简单工作原理。

（1）基本结构：光固化机由电子线路主机和集合光源的手机两大部分构成。前者又包括恒压变压器、电源整流器、电子开关电路、音乐信号电路、电源线、手机固定支架。后者包括卤素灯泡、光导纤维管（或光纤棒）、干涉滤波器、散热风扇、定时装置、手动触发开关、主机连接线。

（2）简单工作原理：当电源接通后，按动触发开关，电子开关电路工作，输出一个控制信号使可控硅电子器件触发导通，卤素灯泡发光，同时间隔数十秒钟风扇运转散热。光波通过干涉滤波器，经光导纤维管输出均匀和波长范围为380 ~ 500 nm的无闪烁光，固化复合树脂材料，定时结束，音乐电路报警，随即灯灭，固化动作完成。

2. 实习光固化机的使用方法。

（1）将主机电源线插头插入电源插座。

（2）接通电源开关，电源指示灯亮。

（3）将光导管插入手机插口，并安放好遮光板，如无遮光板，应戴上护目镜。

（4）根据复合树脂材料的不同，确定光照时间，一般来说材料厚度为2 mm，光照时间为20 s，材料厚度增加，则延长光照时间至30 s、40 s或60 s。使用前根据需要旋动面板上光照时间选择钮，确定光照时间。

（5）将光导管端头靠近涂有复合树脂材料的牙面不超过2 mm处，按动触发开关，工作端则发出蓝光，开始固化动作，同时风扇开始转动散热，时间到则蜂鸣器发出响声，蓝光自动熄灭，一次固化动作完成。

（6）如需继续固化，可再次按动触发开关，重复上述过程，待全过程结束后必须让风扇散热数分钟自动停止时，才能关机断掉电源。

3. 示教光固化机的保养维护。

（1）每治疗一位受试者，应用酒精棉球擦拭光导管输出端面，操作过程中端面勿接触牙面及材料。如污染则及时擦净，经常保持端面清洁，否则影响光照效率。

（2）光导束弯曲次数不宜过多，光纤棒应避免碰撞或跌落地面。

（3）机器应间歇使用，以免灯泡过热造成损坏。

（4）机器工作环境应通风、干燥，并无腐蚀性气体。

（5）使用手机应轻拿轻放，随时注意散热风扇转动情况，如有异常应请专业维修人员进行检修，以确保光照电路正常工作。

（6）定期（3 ~ 4个月）用专用测光器测量灯泡的光照度，如光照度低于150 lx，应及时换灯泡，以保证光照效率。

4. 示教光固化机的常见故障及其排除方法　按表6-3-1的顺序示教。

表6-3-1　光固化机的常见故障及其排除方法

故障现象	可能原因	排除方法
开机后电源指示灯亮，但无蓝光输出	卤素灯泡损坏	更换同规格灯泡
	灯座接触不良	清洁处理灯座
	触发开关损坏	更换触发开关
	电子开关电路不工作	更换电子开关电路相关电子元器件
	热保护器烧坏，使卤素灯泡电路短路	更换热保护器
	卤素灯泡电源线短路	焊接短路部位
散热风扇不转	风扇本身损坏	更换同规格风扇
	风扇电源线短路	焊接短路部位
	扇叶变形引起擦刮	调整扇叶正常转动位置

续表

故障现象	可能原因	排除方法
光照效果差	卤素灯泡未坏但已属效率降低，从而使光照度不够正常标准	必须更换低效灯泡，以提高灯泡光照度
	干涉滤光片使用时间过长	更换滤光片
	光纤棒端面污染	清洁处理端面污染源
触发时间未到，灯光即熄灭	触发时间，电路电子元器件发生故障	更换相关元器件

▼ 实训评分

评分内容		分值	得分	合计
操作结果（100 分）	插好手机及电源线	8 分		
	插好光导管	8 分		
	安放遮光板	8 分		
	接通电源	4 分		
	开机	6 分		
	确定每次光照时间	8 分		
	光导管头端靠近材料	8 分		
	按动触发开关，工作端发蓝光	8 分		
	蓝光熄灭后，可再次触发开关	8 分		
	将手机置于机架上	8 分		
	检查材料是否固化	8 分		
	关机	6 分		
	关闭电源	4 分		
	酒精棉球擦拭光导管端面	8 分		

（张甜雅、孙国运）

重点笔记

任务 6.4　超声波洁牙机

实训目标

1. 掌握超声波洁牙机的使用方法。
2. 熟悉超声波洁牙机的保养维护、基本结构及简单工作原理。
3. 了解超声波洁牙机的常见故障及其排除方法。

▼ 实训内容

1. 复习超声波洁牙机的基本结构及简单工作原理。
2. 实习超声波洁牙机的使用方法。
3. 示教超声波洁牙机的保养维护。
4. 示教超声波洁牙机的常见故障及其排除方法。

▼ 实训用品

超声波洁牙机等。

▼ 方法和步骤

（以 Bodcat 超声波洁牙机为例）

1. 复习超声波洁牙机的基本结构及简单工作原理。

（1）基本结构：由发生器、换能器、可互换的工作头及脚控开关四部分组成。

（2）简单工作原理：由发生器发出电磁振荡，经电压放大器和功率放大器放大后至一定功率强度，输送到换能器，将电能（或磁能）转换为机械能，激励工作刀具产生同频率振动，达到击碎牙结石、松散牙垢、清除色斑的效果。超声洁牙机上还具备喷水系统，一方面是为了在操作时向工作头喷水，形成雾状，起到冷却工作头的作用；另一方面是形成空穴作用，即在喷雾的水滴内有细微的真空泡迅速塌陷而产生能量，对牙石菌斑等产生冲刷作用。

2. 实习超声波洁牙机的使用方法。

（1）将超声波洁牙机进水管接至水源。

（2）连接好脚控开关。

（3）按需要选择不同的工作刀具，用专用工具将其拧在换能器手柄工作头端面螺栓上，不可太紧也不可太松，否则将发生螺栓断裂或无法振动。

（4）接通电源，踩下脚控开关，检查工作刀头是否振动而使之喷水，并调整水量调节旋钮及功率输出旋钮，至工作刀具振动、喷出的水成雾状为宜。

（5）操作时掌握正确的支点，并用握笔式或者改良握笔式轻持器械，使工作刀具与牙面呈 15°，工作刀刃轻压牙面，不可施重压，来回作连续直线移动，勿使工作端停在一点，勿接触受试者的牙龈以及其他软组织，避免伤害受试者。

（6）如输入功率超过最大值一半，要求每次操作时间应缩短，并提倡间歇操作，注意工作手柄应稳放在机座支架上，以免跌落损坏。

（7）操作完毕，应取下工作刀具，然后关闭电源和水源。

3. 示教超声波洁牙机的保养维护。

（1）输出功率强度不宜调整过大。

（2）不应在工作头不喷水的情况下操作，避免损伤牙齿及损害工作刀具。

（3）换能器手柄连线不宜打折，并尽量减少接插次数，以保护密封圈，避免接口处漏水。

（4）装心脏起搏器者慎用。

（5）为避免交叉感染，工作刀具应在每次使用完成后及时消毒，做到一人用一个干净刀具。

4. 示教超声波洁牙机的常见故障及其排除方法　按表 6-4-1 的顺序示教。

表 6-4-1　超声波洁牙机的常见故障及其排除方法

故障现象	可能原因	排除方法
工作头不振动	保险丝熔断	更换保险丝
	脚控开关触点接触不良	用细砂纸打磨清洁触点
	脚控开关损坏	更换脚控开关
	振荡电信号线短路	焊接电信号线
	振荡电路故障，无电脉冲信号	更换振荡电路相关损坏的电子元器件
	换能器手柄损坏	更换手柄
	输出功率调整电位器损坏	更换同规格电位器
	换能器电信号输入端接插部位胶木碳化短路	排除短路部位
工作刀具振动，但无水雾喷出	水过滤器滤芯堵塞	清洗滤芯
	脚控开关损坏	更换脚控开关
	水路系统管道堵塞	清洗疏通水路系统管道
	电磁阀芯锈蚀，水路不通	清洁处理锈蚀阀芯
	电磁阀线圈损坏	更换电磁阀
	水调整钮堵塞	清洗调整钮

▼ 实训评分

评分内容		分值	得分	合计
操作结果（100 分）	插好脚踏开关	8 分		
	接通水源、电源	8 分		
	选择工作刀具，并拧紧于换能器手柄工作端上	8 分		
	将换能器手柄稳放于支架上	8 分		
	调节功率大小	8 分		
	调节频率大小	8 分		
	开机	2 分		
	手握换能器手柄，踩动脚开关，工作刀具振动	8 分		
	调节水雾大小	8 分		
	在离体牙上操作	8 分		
	脚离脚开关，工作刀具停止振动	8 分		
	关机	2 分		
	取下工作刀具	8 分		
	关闭水源、电源	8 分		

（何 灿）

重点笔记

任务 6.5 银汞合金调合器

实训目标

1. 掌握银汞合金调合器的使用方法。
2. 熟悉银汞合金调合器的保养维护、基本结构及简单工作原理。
3. 了解银汞合金调合器的常见故障及其排除方法。

实训内容

1. 复习银汞合金调合器的基本结构及简单工作原理。
2. 实习银汞合金调合器的使用方法。
3. 示教银汞合金调合器的保养维护。
4. 示教银汞合金调合器的常见故障及其排除方法。

实训用品

组份式银汞合金调合器等。

方法和步骤

（以德国古莎银汞合金调合器为例）

1. 复习银汞合金调合器的基本结构及简单工作原理。

（1）基本结构：组份式银汞合金调合器由转动电机、偏心装置、摆动装置、调节控制装置和时间调节装置构成。

（2）简单工作原理：接通电源开关后，当按动启动按钮，电机开始转动，并通过偏心装置带动摆动装置工作，同时料碗跟着摆动，扳动加料手柄，银合金粉及汞分别从各自通道至料碗，两种材料在料碗里摆动调合。当摆动停止时，即可旋下料碗，倒出调合均匀的银汞合金，作为充填材料使用。

2. 实习银汞合金调合器的使用方法。

组份式银汞合金调合器有半自动和全自动两种，目前常用的是全自动。

（1）使用半自动银汞调合器时，必须将银合金粉和汞两种材料按体积比例 4 ∶ 1 放入料碗内，将料碗旋紧在摆动臂上，接通电源开关后按动启动按钮机器工作，待摆动停止后旋下料碗即可倒出调合物，挤出多余的汞。

（2）使用全自动银汞调合器时，将银合金粉及汞分别放入各自贮料罐内，并调节合金粉调节盘，使两种材料比例适当。将料碗旋紧，接通电源，并设置好调合时间（一般为 60 s），按动启动按钮，摆动装置开始工作，待到设定时间其自动停止。沿顺时针方向转动加料器扳手 180°，并在旋转尽头停顿约 1 s，再返回起始位，这样就加了 1 份料。每次加料不能超过 3 份，并且必须是在摆动器开始摆动后才能扳动加料器扳手进行加料。

3. 示教银汞合金调合器的保养维护。

（1）开机前确保料碗已经拎紧。

（2）当定时器自动切断电源后，应待摆动装置完全停止摆动再进行制动。

（3）每次调合结束取出调合物后，必须用软性毛刷将料碗及通道清洁干净。

（4）贮存汞的贮料罐盖使用时必须拧紧，以免汞挥发对人产生毒害。

（5）银合金粉应注意防潮气，应保持其清洁和干燥。

4. 示教银汞合金调合器的常见故障及其排除方法　按表 6-5-1 的顺序示教。

表 6-5-1　银汞合金调合器的常见故障及其排除方法

故障现象	可能原因	排除方法
摆动臂不能摆动	电源开关损坏，无电源供给	更换电源开关
	料碗螺纹划伤无法拧紧，微动开关未接通电子线路	更换同规格料碗
	启动开关损坏	更换启动开关
	转动电机损坏	修理或更换转动电机
银汞合金调合物太稠或太稀，无法进行治疗之用	合金粉及汞两种材料比例不对	分别调整搬料手柄调节度盘，使之比例正常
	材料通道堵塞	修理并排除堵塞部位
调合时间不正确	未按调合要求设置好时间，时间设置钮接触不良	清洁时间设置钮，并按要求预置好调合时间

▼ 实训评分

评分内容		分值	得分	合计
操作结果（100 分）	将合金粉及汞分别放入各自贮料罐内	12 分		
	调节比例度盘，使两种材料比例适当	12 分		
	将料碗拧紧于摆动臂上	12 分		
	接通电源，指示灯亮	8 分		

续表

评分内容		分值	得分	合计
操作结果（100 分）	预置调合时间（一般为 60 s）	12 分		
	按动启动按钮，摆动臂工作	12 分		
	搬动加料手柄，在 180° 范围来回两次	12 分		
	摆动停止，拧下料碗，取出调合物	12 分		
	关闭电源	8 分		

（何　灿）

重点笔记

任务 6.6　技工打磨机

实训目标

1. 掌握技工打磨机的使用方法。
2. 熟悉技工打磨机的保养维护、基本结构及简单工作原理。
3. 了解技工打磨机的常见故障及其排除方法。

▼ 实训内容

1. 复习技工打磨机的基本结构及简单工作原理。
2. 实习技工打磨机的使用方法。
3. 示教技工打磨机的保养维护。
4. 示教技工打磨机的常见故障及其排除方法。

▼ 实训用品

技工打磨机等。

▼ 方法和步骤

（以 401–A 型技工打磨机为例）

1. 复习技工打磨机的基本结构及简单工作原理。

（1）基本结构：由双速双伸轴异步电机及机臂支架、带绳轮锥形螺栓、锥形螺栓、车针轧头、砂轮夹头等附件构成。

（2）简单工作原理：技工打磨机的电源连通后，电动机开始转动，从而使左伸轴及右伸轴上夹持的抛光轮、砂轮或磨石针转动，达到磨、削目的。

2. 实习技工打磨机的使用方法。

（1）按工作需要正确选择和安装抛光轮、砂石轮、布轮（绒轮）等附件，并注意左旋锥形螺栓应安装在左轴上，右旋锥形螺栓应安装在右轴上，否则在使用过程中会自行脱落。

（2）仔细检查砂轮有无破损和裂纹，如有上述情况绝对不能安装使用。将完好的砂轮平稳放入砂轮夹头上，用起子均匀拧紧夹头螺丝，不可用力过猛，以免损坏砂轮。

（3）如需使用车针，应先将车针轧头固定在端轴上，用固定工具松开轧头的三瓣簧，将车针柄插入后夹持紧。

（4）附件按工作需要安装完毕后，将技工打磨机电源插头插入电源，开始启动。

（5）选择调速种类应将调速开关顺时针方向旋转，先旋转至快速挡工作。如需使用慢速挡，必须待电机启动快速挡后，再顺时针旋转到慢速挡。切忌直接用慢速挡启动。

（6）注意采用正确的姿势握持器械，操作过程中如需调换附件，应先将调速开关顺时针方向回到“0”位，再将打磨机两端带有手柄的螺母旋转，使附件松动脱卸，重新安装所需附件。

（7）操作全部完成后，调速开关回到“0”位，并切断电源。

3. 示教技工打磨机的保养维护。

（1）技工打磨机应放在平稳牢固的工作台上，电源应采用三孔插座，要有良好的接地保护。

（2）经常擦拭打磨机表面及润滑两侧端轴和附件内孔，使其保持清洁，防止生锈。

（3）每月向左右两侧加油孔注入 4 ~ 5 滴轻质润滑油，并在每次加完油后盖紧孔上的盖或者塞。

4. 示教技工打磨机的常见故障及其排除方法　按表 6-6-1 的顺序示教。

表 6-6-1　技工打磨机的常见故障及其排除方法

故障现象	可能原因	排除方法
电动机不启动	保险丝熔断	更换同规格保险丝
	电源插头未插紧	插紧电源插头
	电动机转子和定子卡轴	检修电动机
	轴承严重磨损或损坏	更换轴承
	启动电容器击穿或失效	更换同型号电容器
电动机转速慢	速度转换开关损坏	修理或更换速度转换开关
	电动机绕组断路或短路	修理电动机或重新绕组
	离心开关触点未接通	打磨并清洁离心开关触点
	离心开关损坏或触点粘连	更换离心开关
	违反操作常规，使用慢速挡启动	严禁使用慢速挡启动
电机启动后数分钟即发热，并伴有焦味	电机绕组匝间短路，绝缘程度降低，造成电流过大所致	请专业维修人员进行修理

▼ 实训评分

评分内容		分值	得分	合计
操作结果（100分）	接通电源	6分		
	将右旋锥形螺栓固定于右轴上	8分		
	将左旋锥形螺栓固定于左轴上	8分		
	将布轮旋紧于右旋锥形螺栓上	8分		
	将布轮旋紧于左旋锥形螺栓上	8分		
	开机，布轮转动	8分		
	调节速度，由快到慢	8分		
	关机，卸下左、右锥形螺栓	8分		
	将砂轮夹头插入端轴安装到位	8分		
	安装砂轮	8分		
	开机，砂轮转动	8分		
	关机，卸下砂轮	8分		
	关闭电源	6分		

（何　灿、周建平）

重点笔记

参考文献

CANKAO WENXIAN

[1] 何三纲．口腔解剖生理学 [M]. 8 版．北京：人民卫生出版社，2020.

[2] 高岩．口腔组织病理学 [M]. 8 版．北京：人民卫生出版社，2020.

[3] 冯希平．口腔预防医学 [M]. 7 版．北京：人民卫生出版社，2020.

[4] 赵信义．口腔材料学 [M]. 6 版．北京：人民卫生出版社，2020.

[5] 骆小平．口腔材料学 [M]. 2 版．南京：江苏凤凰科学技术出版社，2021.

[6] 王嘉德．口腔医学实验教程 [M]. 3 版．北京：人民卫生出版社，2008.